现代临床儿科
疾病诊断与治疗

纪 青 晏敏亮 王 婷◎主编

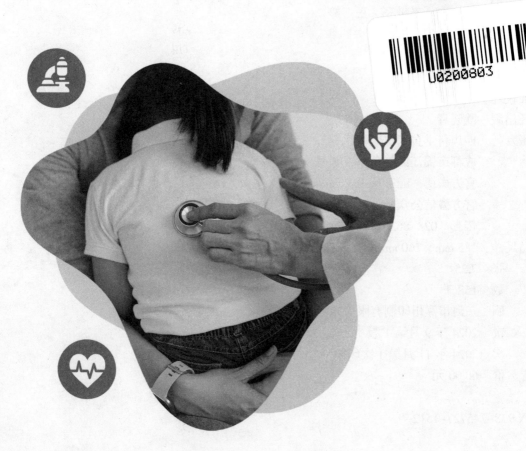

四川科学技术出版社

图书在版编目（CIP）数据

现代临床儿科疾病诊断与治疗 / 纪青，晏敏亮，王
婷主编 . -- 成都：四川科学技术出版社，2024. 9.

ISBN 978-7-5727-1512-9

Ⅰ . R72

中国国家版本馆 CIP 数据核字第 20243JX817 号

现代临床儿科疾病诊断与治疗

XIANDAI LINCHUANG ERKE JIBING ZHENDUAN YU ZHILIAO

主　　编	纪　青　晏敏亮　王　婷
出 品 人	程佳月
选题策划	鄢孟君
责任编辑	唐晓莹
封面设计	星辰创意
责任出版	欧晓春
出版发行	四川科学技术出版社
	成都市锦江区三色路 238 号　邮政编码　610023
	官方微博　http://weibo.com/sckjcbs
	官方微信公众号　sckjcbs
	传真　028-86361756
成品尺寸	185 mm × 260 mm
印　　张	7.25
字　　数	158 千
印　　刷	三河市嵩川印刷有限公司
版　　次	2024 年 9 月第 1 版
印　　次	2024 年 11 月第 1 次印刷
定　　价	60.00 元

ISBN 978-7-5727-1512-9

邮　　购：成都市锦江区三色路 238 号新华之星 A 座 25 层　邮政编码：610023

电　　话：028-86361770

编委会

前　言

　　儿科医疗工作具有一定的特殊性和复杂性，儿科医生必须具有强烈的责任感和敏锐的观察力，在医疗工作中要认真负责、乐于奉献，充分认识儿科诊疗工作的特点，掌握儿科疾病发生、发展的规律。儿童与成人相比有诸多的不同之处，主要表现在两方面：其一，相对于成人，儿童的器官发育尚不成熟，机体免疫力低下，除了个体差异外，还因年龄的不同而存在生理上的差异；其二，与成人疾病相比，儿科疾病有其自身的特点和发展规律，不能简单地把儿科疾病的诊治看成成人医疗工作的缩影。儿科疾病规范化诊治是确保儿童身心健康的重要环节。

　　随着我国社会经济的迅猛发展，广大人民群众对优生优育的认识不断加强，对医疗水平的要求越来越高，儿科学的进展不仅关系到儿童的身体健康，也涉及下一代德智体全面发展的内容，是社会和家庭共同的期望。目前，我国不同地区以及城乡各级医院的医疗条件及诊治水平仍存在较大差异，因此，建立规范化的疾病诊疗方案并加以推广，有助于改善医疗服务水平。

　　现代医学和生命科学的快速发展使越来越多的新理论和新技术广泛应用于儿科临床；卫生事业的改革和发展也使儿科医生和社会的距离越来越近；复杂的病情、患儿的增多和社会的期望对儿科医生提出了越来越高的要求。儿科作为一个特殊的科室，患者小到呱呱坠地的新生儿，大到十五六岁的少年，儿科医生面对的大多是不能表达或表达不那么准确的患者，这就要求儿科医生不仅要有过硬的临床技术，更要有人文关怀能力。本书涉及儿科常见疾病的诊疗，包括新生儿疾病、神经肌肉系统疾病、呼吸系统疾病、消化系统疾病的内容，具有逻辑清晰、内容丰富新颖、实用性强等特点。编者希望本书的出版，能为儿科医护人员提供帮助。

CONTENTS 目录

第一章　小儿营养与喂养

第一节　小儿营养的特点

人类从生命开始至终止，每天都必须从食物中摄取营养素，以维持机体正常的生理、生化、免疫功能，以及生长发育、新陈代谢等生命活动。小儿处于生长发育阶段，尤其是婴幼儿时期，生长发育迅速，新陈代谢旺盛，对能量及各种营养物质的需要量相对比成人多。因此，合理安排小儿膳食，满足其营养需要，是保证小儿健康成长的重要环节。

一、小儿消化系统解剖生理特点

（一）口腔

足月新生儿出生时已具有较好的吸吮和吞咽功能，两颊脂肪垫发育良好，有助于吸吮。新生儿的唾液腺发育不够完善，唾液分泌较少，淀粉酶含量也不足。出生后 3 ~ 4 个月唾液腺发育完全，唾液量增加，淀粉酶含量也增多。

（二）胃

婴儿胃呈水平位，贲门括约肌发育不完善，关闭作用不够强，吞咽过多空气后易出现溢乳。不同月龄的婴儿胃容量不同，足月新生儿为 30 ~ 60 mL，1 ~ 3 个月为 90 ~ 150 mL，1 岁为 250 ~ 300 mL。

（三）肠

婴儿肠道相对较长，有利于消化吸收，但固定性差，易发生肠套叠。肠黏膜屏障功能差，微生物、不完全分解产物、过敏原可经肠黏膜进入体内，引起全身感染性疾病或过敏性疾病。

（四）胰腺

婴幼儿时期胰液及其消化酶的分泌极易受气候和各种疾病影响而受到抑制，容易发生消化不良，因 6 个月以内小儿的胰淀粉酶活性较低，1 岁后接近成人，故出生 4 个月以内的小儿不宜喂淀粉类食物。

（五）肝

年龄越小，肝脏相对越大，但婴儿肝细胞发育尚未完善，肝功能不成熟，易在感染传染病、心力衰竭、中毒等情况时发生肝充血肿大和变性。婴儿时期，胆汁分泌较少，影响脂肪的消化和吸收。

（六）肠道细菌

出生后小儿肠道内即出现细菌，主要分布在结肠和直肠。母乳喂养者以双歧杆菌为主；人工喂养者以大肠埃希菌最多。正常肠道菌群对侵入肠道的致病菌有一定的拮抗作用，消化功能紊乱时，肠道致病菌大量繁殖，可进入小肠甚至胃内而致病。

（七）健康小儿的粪便

1. 胎粪

胎粪由肠道分泌物、脱落的上皮细胞、胆汁及吞入的羊水组成，呈糊状、黑绿色。出生后 10 h 内开始排出胎粪。2 d 内逐渐过渡为普通婴儿粪便。

2. 母乳喂养儿的粪便

未加辅食时，母乳喂养儿的粪便呈金黄色，多为均匀膏状，有酸臭味，偶有细小凝乳块，每日排便 2 ~ 4 次。如果每日排便 4 ~ 6 次或更多，但小儿一般状态良好，体重增加如常，属生理性腹泻，不必处置。添加辅食后，大便次数即可减少。一周岁后每日排便 1 ~ 2 次。

3. 人工喂养儿的粪便

人工喂养儿的粪便呈淡黄色，较干稠，有臭味，每日排便 1 ~ 2 次。

4. 混合喂养儿的粪便

混合喂养儿的粪便与人工喂养儿相似，但更软、黄。添加谷物、蛋、肉、蔬菜等辅食后，粪便性状接近成人，每日排便 1 次。

二、小儿对能量的需要

能量是维持人体生命和活动，保证小儿正常生长发育的燃料和动力。小儿每日所需的能量如按单位体重计算约为成人的两倍。年龄越小，所需的能量越多。小儿对能量的需求包括 5 个方面：基础代谢、生长所需、活动消耗、食物特殊动力作用所需、排泄消耗。

小儿对能量的需要量受很多因素影响。如活泼好动的孩子比安静的孩子所需能量多；消瘦孩子每日所需能量按体重计算比肥胖孩子多；小儿在患病或恢复期因抵抗疾病、修复组织，对能量的需要也较平时增加。因此，安排小儿膳食时，应考虑小儿对能量的特殊需求。

人体所需能量主要由碳水化合物、脂肪和蛋白质在代谢过程中所释放的能量供给。按其在体内实际产生能量计算，蛋白质为 16.74 kJ/g，脂肪为 37.66 kJ/g，碳水化合物为 16.74 kJ/g。三大营养素供给的能量要有一定比例，以蛋白质占 12% ~ 15%，脂肪占 20% ~ 30%，碳水化合物占 50% ~ 60% 为宜。

我们每天吃的食物里含能量最高的是油（如花生油、菜籽油、芝麻油、猪油等）和糖（如白糖、红糖、冰糖），其次是各种粮食（如大米、面粉、小米、玉米等）和薯类（如红薯、土豆等）。

三、小儿对营养素的需要

人体从食物中获得的营养素，根据其性质和功能可以分为七类：蛋白质、脂肪、碳水化合物、维生素、矿物质、水和膳食纤维。

（一）蛋白质

蛋白质是构成人体组织和器官的重要成分，是生命的物质基础。蛋白质的主要功能如下。①构成人体组织：蛋白质是构成细胞、组织和脏器的主要成分。儿童在生长发育过程中，新细胞不断增生，组织器官不断发育，主要是蛋白质供应原料。②调整生理功能：蛋白质是组成酶、激素和抗体等的重要成分。③蛋白质可以更新和修复组织；蛋白质在体内分解代谢时能释放出能量。

人体蛋白质由 20 种氨基酸组成，其中 8 种氨基酸是体内不能合成的，必须由食物供给，称为必需氨基酸。缺乏其中任何一种，都会影响儿童的生长发育。这 8 种必需氨基酸是亮氨酸、异亮氨酸、赖氨酸、蛋氨酸、苯丙氨酸、苏氨酸、缬氨酸、色氨酸。对婴儿来讲，还需要组氨酸。蛋白质的营养价值主要取决于蛋白质中所含必需氨基酸的种类和含量。食物蛋白质中所含氨基酸成分和比例越符合人体需要，其营养价值也就越高。一般来说，动物性蛋白质（如瘦肉、鸡蛋、奶类、鱼等）的营养价值高于植物性蛋白质（如面粉、大米、杂粮等）。但是，有些植物性食物如黄豆营养价值很高，所含的蛋白质高达 40%。其他豆类如绿豆、黑豆、赤小豆等蛋白质含量也比米和面高 3 倍左右，质量也很好。如将粮、豆混合食用，动、植物性食物混合食用，可以提高蛋白质的生理价值，此作用称为蛋白质的互补作用。

小儿对蛋白质的需要量因年龄和喂养方式而异，年龄越小，所需蛋白质的量相对越多。母乳喂养的婴儿每天蛋白质需要量为每千克体重 2.5 g；牛奶喂养的婴儿为每千克体重 3.5 g；幼儿为每千克体重 3.0 g。其中动物性蛋白质应占一半以上。如果蛋白质长期供应不足，小儿可能发生营养不良、生长缓慢，并容易感染疾病。

（二）脂肪

脂肪的主要功能如下。①供给能量。②构成组织细胞，磷脂和胆固醇是人体细胞的主要成分，尤其在脑细胞和神经细胞中含量最多。③促进脂溶性维生素吸收和利用，维生素 A、维生素 D、维生素 E、维生素 K 溶于脂肪后，才能被机体吸收利用。④保温和保护作用：脂肪一般储存在皮下、腹部大网膜以及脏器周围，可以防止热量散失，保持体温，还有缓冲外力冲击、保护内脏的作用。

脂肪可以增加饱腹感，烹调时使用脂肪可以改善食物的香味，使人爱吃。婴儿每千克体重需要脂肪 4～6 g，1～6 岁小儿每千克体重需要 3 g。脂肪来源于动物脂肪（如猪油、牛油、奶油）和植物油（如菜籽油、豆油、花生油、芝麻油、玉米油）。

（三）碳水化合物

碳水化合物又称糖类，包括淀粉、蔗糖、麦芽糖、乳糖、葡萄糖、果糖等。碳水化合物的主要功能如下。

1. 供给能量

碳水化合物是体内能量的主要来源。它在人体内被氧化后生成二氧化碳和水，并释放出能量。

2. 构成机体组织及参与生命活动

糖与脂类化合可形成糖脂，它是组成神经组织的主要成分；糖还可以与蛋白质结合形成糖蛋白，它是细胞膜的主要成分。

碳水化合物主要来源于粮食，如米、面、薯类及各种杂粮等。4 岁以下的婴幼儿对碳水化合物的需要量为每日每千克体重约 12 g，人工喂养的婴儿需要量略高于母乳喂养儿。4 ~ 7 岁小儿对碳水化合物的需要量为每日每千克约 15 g。长期能量供给不足会引起小儿消瘦、体重不增或体重下降、生长迟缓等。相反，如果小儿对碳水化合物摄入超过身体需要量时，多余的碳水化合物将转化为脂肪而引起肥胖。另外，过多进食糖果、甜食等会影响食欲，并容易发生龋齿。

（四）维生素

维生素是维护身体健康，促进生长发育和调节生理功能所必需的物质。维生素的种类很多，多数维生素不能由人体合成，只能由食物供给。按其溶解性质可分为水溶性维生素和脂溶性维生素两大类。脂溶性维生素包括维生素 A、维生素 D、维生素 E、维生素 K；水溶性维生素包括维生素 B 族和维生素 C 等。

1. 维生素 A

维生素 A 是脂溶性维生素，其生理功能如下。①维持皮肤、黏膜、上皮组织的正常结构；②维持正常视力；③促进骨骼、牙齿正常生长；④增强机体免疫、抗感染功能。

维生素 A 只存在于动物性食物中，如动物肝脏、蛋类、乳类。植物性食物中含有的胡萝卜素摄入人体后，经小肠壁及肝脏酶的作用转化为维生素 A。橙黄色或深绿色的蔬菜和水果含较多胡萝卜素，如胡萝卜、橘子、红薯、菠菜等。婴儿每日约需维生素 A 1 000 IU；学龄前儿童每日需 1 200 ~ 1 500 IU。因我国广大地区膳食以植物性食物为主，尤其是北方农村，冬春季较长，缺乏新鲜蔬菜，小儿易缺乏维生素 A。

2. 维生素 D

维生素 D 是脂溶性维生素，其生理功能如下。①促进肠对钙、磷的吸收，维持血浆钙磷的浓度；②调节钙磷代谢，促进牙齿和骨骼的生长发育；③促进肾小管对钙磷的重吸收。

维生素 D 缺乏可引起佝偻病和手足搐搦。维生素 D 主要来源于人体皮肤中的

7- 脱氢胆固醇，经日光中紫外线照射后转变为维生素 D_3。其次来源于天然食物如鱼肝油、肝、蛋黄、奶油等。小儿每日维生素 D 的需要量为 400 IU。

3. 维生素 B 族

维生素 B 族是水溶性维生素，包括维生素 B_1、维生素 B_2、叶酸等。

维生素 B_1（硫胺素）参加糖类代谢，对消化系统、循环系统、神经系统、肌肉正常的生理功能起重要作用，能促进食欲和生长发育。维生素 B_1 缺乏时可发生脚气病。如果乳母缺乏维生素 B_1，母乳中维生素 B_1 含量也少，可引起婴儿脚气病。维生素 B_1 广泛存在于动物性食物和粮食中，以谷类外皮及胚芽中含量最高。粮食加工过细、糠麸磨出过多，可损失大量的维生素 B_1。因此，应多吃糙米、标准面粉，淘米时不要用力搓。煮粥时不要用碱，因为碱会破坏维生素 B_1 的生理活性。孕妇和乳母宜吃糙米、豆类、新鲜蔬菜和鸡蛋等。婴幼儿应添加富含维生素 B_1 的辅食。婴儿维生素 B_1 每日需要量约 0.5 mg；幼儿为 0.7 mg；学龄前儿童为 1.0 mg。

维生素 B_2（核黄素）是人体许多重要酶的组成成分，参与体内氧化过程。缺乏时表现为唇裂、口角炎、舌炎、皮炎等。动物肝、乳类、蛋类、绿色蔬菜、豆类、小米、全麦等食物中含丰富的维生素 B_2。婴幼儿维生素 B_2 每日需要量为 0.5 ~ 0.8 mg，学龄前儿童为 1.0 ~ 1.5 mg。

叶酸微溶于水，经小肠吸收后分解还原为四氢叶酸。四氢叶酸是转化体内碳基团的重要辅酶，参与嘌呤和嘧啶代谢，是合成核酸的原料，促进骨髓造血功能。叶酸缺乏可引起营养性巨幼细胞贫血，胎儿期缺乏易引起神经管畸形。

叶酸广泛存在于绿色蔬菜中，肝、肾、酵母中也含有丰富的叶酸。羊乳中叶酸含量很少，所以以羊乳为主食的婴儿易患营养性巨幼细胞贫血。叶酸每日需要量：婴儿 50 μg、幼儿 100 μg、学龄前儿童 200 μg。

4. 维生素 C

维生素 C 是水溶性维生素，其生理功能如下。①参与体内新陈代谢；②维持牙齿、骨骼、血管和肌肉的正常功能；③增强对疾病的抵抗力；④促进伤口愈合。

新鲜水果、蔬菜中含有丰富的维生素 C，尤以橘子、山楂、西红柿、青椒中含量多。但经过储存、加热后容易被破坏。因此，只要是不挑食、不偏食，经常吃蔬菜、水果，合理烹调，大多数小儿不会发生维生素 C 缺乏病（坏血病）。如果喂养不当或饮食中缺乏新鲜蔬菜和水果，就容易患坏血病。因此，人工喂养时宜添加菜水、水果汁以补充维生素 C。一般婴幼儿每日需要维生素 C 35.0 mg；学龄前儿童需要 40.0 mg。

（五）矿物质

矿物质又称无机盐，有重要的生理功能。

1. 矿物质的生理功能

①是构成骨骼的主要成分；②维持神经肌肉正常生理功能；③是多种酶和大分

子活性物质的组成成分；④调节人体体液渗透压、电解质和酸碱度，使之保持平衡。

2. 常见的矿物质

人体所需的矿物质有钙、磷、铁、铜、钾、碘、锌、氯、镁等 50 余种，根据其在体内的含量分为宏量元素和微量元素。含量占人体总重量 1/10 000 以上的元素为宏量元素，如钙、磷、钾、镁、钠等；含量占人体总重量 1/10 000 以下的元素为微量元素，如铁、锌、碘、铜、硒等。

（1）钙是构成骨骼、牙齿的主要成分，具有维持神经肌肉兴奋性，促进血液凝固和腺体分泌等功能。钙的代谢受维生素 D、甲状旁腺和降钙素的调节。长期缺钙可引起佝偻病和手足搐搦。食物中乳类、豆类、海产品、蔬菜等含有丰富的钙，小儿每日需钙为 0.5 ~ 0.8 g。

（2）铁是构成血红蛋白及某些酶的主要成分。婴儿在 4 ~ 5 个月时，体内所储存的铁已基本用完，这时如果不及时补充含铁丰富的食物，就容易发生缺铁性贫血。食物中肝、蛋黄、瘦肉、绿叶蔬菜、西红柿、豆类等都含有较丰富的铁。使用铁锅炒菜也是获得铁的好方法。婴幼儿每日需铁 10 ~ 15 mg。

（3）碘是人体必需的微量元素之一，是体内合成甲状腺素的主要成分。7 岁以下小儿每日需碘 40 ~ 80 μg。若碘供应不足，甲状腺素合成减少，就会引起甲状腺功能减退。

我国有些高原山区，如东北、华北、西北、西南，食物中碘的含量缺乏。大龄儿童由于长期缺碘可能引起地方性甲状腺肿；胎儿期由于孕妇缺碘，可引起儿童地方性呆小病。出生后虽然可以用碘或甲状腺素治疗，但效果不佳。因此，在缺碘地区只有预防孕妇碘的缺乏才是防止呆小病发生的有效措施。孕妇可以服用碘化食盐，多吃海带、紫菜等含碘丰富的食物。严重缺碘地区，孕妇在妊娠后期可在医生指导下服用碘制剂。

（4）锌是人体必需的微量元素之一，参与机体多种生理功能，与多种酶、蛋白质、核酸合成，维生素的转运，激素的代谢，免疫功能的成熟均有密切的关系。锌缺乏可导致食欲减低、生长迟缓、免疫功能低下等一系列症状。人乳中含有丰富的锌，肝、肉、鱼类食物含锌量也较高。婴幼儿每日需锌量为 5 ~ 10 mg。

另外，钠、钾、铜、镁、磷等也是人体所需的矿物质，因为膳食中来源丰富，一般不会引起缺乏。

矿物质与有机营养物质不同，不能在人体内合成，也不会在代谢中消失，只能从体外摄入及排出体外。一般，成人矿物质的摄入与排出是相对平衡的，而儿童矿物质所需量相对较多，所以在选择调配食物时要注意保证食物品种多样化，并进行合理搭配，以满足小儿对矿物质的需要。

（六）水

水是维持生命的必要物质，它不仅是机体的重要组成部分，而且在调节体温，促进体内各系统新陈代谢，维持生理平衡方面起重要作用。年龄越小，体内含水量越多。婴儿体内水分占体重的 70% ~ 75%，较成人（占体重 60% ~ 65%）高。

一般来说，水的供应不会缺乏。但是，在小儿腹泻时，会大量失去水分和电解质，极易发生脱水，及时补充足够的水分和适量的电解质是挽救小儿生命的关键。

（七）膳食纤维

膳食纤维主要来自植物的细胞壁。人类肠道不能消化膳食纤维，常以原形排出。它虽无营养功能，但对肠道排便有重要的调节作用，可以增加粪便体积，使粪便变软、肠蠕动加快，不仅可以减轻便秘，而且可以减少肠道中各种有害物质的吸收。因此膳食纤维对人体的生理功能有一定作用。韭菜、芹菜等蔬菜含有丰富的膳食纤维。

第二节　婴儿喂养

一、母乳喂养

母乳是婴儿最理想的食物。母乳喂养是最自然、最合理的喂养方式。

（一）母乳及母乳喂养的优点

母乳是婴儿最佳的营养食物，它含有足月儿出生后到 6 个月内生长发育所需要的全部营养物质；母乳含有不可替代的免疫成分，在很大程度上能保护婴儿免受感染；母乳易被吸收利用，母乳喂养可使婴儿的便质柔软，大便排出通畅；母乳喂养可使母亲和子女的感情更加密切，有利于培养小儿良好的品格和促进小儿智力发育；产后立即母乳喂养可以加快乳母产后子宫复原；母乳喂养能抑制排卵，延缓月经复潮；母乳具有干净、温度适宜、喂养方便的优点。

（二）初乳的优点

分娩后头几天的乳汁是初乳，量少、色微黄、略稠，其优点如下。

初乳含脂肪少，蛋白质多，含锌丰富，满足新生儿生长发育需要；初乳含很多免疫成分，尤其是分泌型免疫球蛋白 A（IgA），保护新生儿免受感染；初乳含生长因子，促进肠道发育，为肠道消化、吸收成熟乳做准备。

（三）母乳喂养的方法

1. 尽早开奶

自然分娩的新生儿，出生后半小时内开始吸吮母亲乳头。剖宫产的母亲有应答反应后半小时内开始哺乳。尽早开奶可以促进乳汁分泌，增强母亲子宫收缩，减少产后出血，防止新生儿低血糖发生。

2. 按需哺乳

根据婴儿需要，随时哺乳，不要定时。为了满足随时哺乳的需要，产后应实行母婴同室。随着月龄的增加，胃容量增大，母乳量增多，小儿吃奶的时间逐渐趋向定时，每 3～4 h 一次，但仍需掌握按需哺乳的原则。

3. 哺乳方法

哺乳前先给婴儿换好尿布，母亲用肥皂清洗双手。哺乳时可以采取不同姿势，以母亲体位舒适，心情愉快，全身肌肉松弛，有利于乳汁排出的姿势为准。一般取坐位、半坐位或侧卧位。哺乳时孩子的整个身体要贴近母亲，婴儿嘴要张大，含住大部分乳晕，又不能堵住孩子的鼻孔影响呼吸。哺乳时可以让婴儿先吸空一侧乳房，再吸吮另一侧。下次哺乳时从另一侧乳房开始。这样小儿不仅可以吃到前奶，还可以吃到后奶。前奶含丰富蛋白质，后奶含有丰富的脂肪，保证婴儿对两大营养素的需求。哺乳完毕，挤一滴奶留在乳头上，让它自然干燥，保护乳头，以免感染。母亲将婴儿竖起，使婴儿的头靠在母亲肩上，用手轻拍小儿背部，将哺乳时吸进的空气排出，以防溢奶。

母乳是否充足，可通过观察婴儿哺乳及排泄情况进行判定。①哺乳次数：出生后头 1～2 个月婴儿每天哺乳 8～10 次。3 个月的婴儿每天哺乳次数至少 8 次。哺乳时可看到吞咽动作和听到吞咽声音。②排泄情况：每天小便至少 6 次，大便质软。③睡眠：哺乳中婴儿满足、安静，在吸吮中入睡，自动放弃乳头。④哺乳前母亲有乳房肿胀感，哺乳时有下奶感，哺乳后乳房较柔软。

（四）哺乳时应注意的几个问题

（1）乳母应保证饮食营养丰富、汤水充足，保持生活规律，心情舒畅，有足够的睡眠，以便保证乳汁分泌。

（2）乳头裂伤主要是哺乳时的体位和婴儿含接姿势不正确造成的。乳头已有裂伤时应暂停直接哺乳，用吸乳器将乳汁吸出，放在清洁的杯子里，用小匙哺喂婴儿，待裂口愈合后再给小儿哺乳。

（3）乳腺管阻塞是由于排奶不畅或每次哺乳未将乳汁排空，使乳汁淤积在乳房内造成的。婴儿勤吸吮及每次哺乳时采用不同的体位，有利于乳房各部分乳汁均匀排出。哺乳后用吸乳器将乳汁吸尽，局部热敷并轻轻按摩，使其软化。如果 1～2 天肿块不退并出现皮肤发红、疼痛异常、母亲体温升高等乳腺炎症状，应使用抗菌药物和退热药。

（4）母亲要有信心用自己的乳汁哺喂婴儿。胎儿出生后头几天，虽然乳汁分泌量少，但也能满足婴儿的需求，只要坚持频繁吸吮，母亲营养充足、心情愉快，乳汁的分泌会越来越多。过早给婴儿喂其他食物，会因减少哺乳次数影响乳汁的分泌。

（5）用奶瓶喂婴儿时，因出奶孔大，奶流得快，婴儿吸吮省力，会导致婴儿因吸吮母乳费力而拒绝吃母乳。

（6）禁止吸吮空胶皮乳头或含母亲乳头睡觉。受污染的胶皮乳头易引起消化道感染，含乳头睡觉易引起窒息。

（五）断奶

随着小儿年龄增长，母乳的质和量已不能完全满足小儿的需要；小儿消化功能逐渐完善，已能适应乳汁以外的其他食物，饮食从流质食物转为容易消化的半固体或固体食物。因此，应从小儿出生后4～6个月开始逐渐添加辅食，哺乳次数也应逐渐减少，为断奶做好准备。母乳喂养至少持续到小儿出生后第二年，断奶最好在小儿身体健康、天气不炎热时进行。

二、人工喂养

母亲因各种原因不能哺喂婴儿时，选用动物乳如牛、羊乳或其他代乳品喂养婴儿，称为人工喂养。由于代乳品所含的营养素与人乳有较大的差别，而且还需要一定的消毒手续才能给婴儿使用，因此应鼓励完全母乳喂养至少到4个月，尤其要强调让新生儿吃到初乳。如果必须人工喂养，可选用优质代乳品，调配恰当，供应充足，注意消毒，也能满足小儿营养需要，使其生长发育良好。

（一）常用人工喂养乳制品

1. 牛乳

在母乳缺少的情况下，牛乳是较好的代乳品。牛乳的缺点是含酪蛋白多，在胃内形成的凝块较大，不易消化；牛乳所含饱和脂肪酸多，脂肪球大，又缺乏脂肪酶，较难消化；牛乳含乳糖较人乳少；牛乳含矿物质比人乳多3～3.5倍，缓冲力大，易使胃酸下降，不利于消化，并可增加肾脏的溶质负荷，对新生儿、早产儿、肾脏功能较差的婴儿不利；牛乳缺乏各种免疫因子，且易受细菌感染，使牛乳喂养儿患感染性疾病的机会增多。

然而，以牛乳为基础改造的配方奶，其宏量营养素成分"接近"母乳，适合婴儿的消化能力和肾功能，如降低其酪蛋白、无机盐的含量等；添加了一些重要的营养素，如乳清蛋白、不饱和脂肪酸、乳糖；强化婴儿生长时所需要的微量营养素如核苷酸、维生素A、维生素D、β胡萝卜素和微量元素铁、锌等。使用时按年龄选用。

2. 羊乳

羊乳成分与牛乳相似，但乳蛋白含量较牛乳高，凝块细，脂肪球也小，易消化，但其叶酸含量很低。使用时，按年龄选用其配方奶。

3. 代乳品

大豆类代乳品的营养价值较谷类代乳品好，可作为4个月以上婴儿的代乳品。常用大豆类代乳品有豆浆、各种豆粉。谷类代乳品有乳儿糕、糕干粉或家制面，使用时可调成糊状喂养婴儿。

（二）人工喂养的注意事项

婴儿每日奶量随个体差异而不同，应灵活掌握，以吃饱为度，可按小儿的实际体重、每天所需的总能量和总液体量来计算。婴儿所需能量为100～110 cal/（kg·d），液体量为 150 mL/（kg·d），全日总奶量以不超过 700 mL 为宜。婴儿月龄大时，不足的能量以辅食补充。计算一日需水量时，将奶量的毫升数扣除后，余者用水、米汤或果汁补充。

奶瓶以直式为好，易清洗。奶头软硬度要适中，奶头孔大小按婴儿吸吮能力而定。奶的温度应与体温相近，可先滴一滴于手背，或手腕处，以不烫手为宜。喂奶时奶瓶倾斜度应使乳汁始终充满乳头，以免将空气吸入，哺喂完毕应竖抱婴儿排气。每日哺喂次数和间隔时间与母乳哺喂相近，小婴儿间隔时间可略长，为 3.5 ~ 4 h。每次哺喂后一切食具应洗净并煮沸消毒，奶头应煮沸至少 5 min。

三、混合喂养

母乳不足时添加牛、羊乳或其他代乳品喂养婴儿，称为混合喂养。可在每次喂母乳后加喂一定量（补授法）；或一日内有数次完全喂牛、羊乳代替母乳（代授法）。以补授法较好，可防母乳量迅速减少。不得已采用代授法者每日母乳哺喂次数不应少于 3 次，维持夜间喂乳，否则母乳会很快减少。

四、辅食添加

（一）辅食添加的目的

1. 增加营养

婴儿长到 4 ~ 6 个月，母乳将不能完全满足婴儿生长发育的需要，而且母乳的质和量随着时间推移逐渐下降。因此，必须添加一定的辅助食物，以满足婴儿生长发育的需要。

2. 为断奶做准备

小儿添加辅食的过程也就是断奶的过程。婴儿时期的饮食以流质（奶类）为主，随年龄增长，乳牙萌出，消化系统功能逐渐完善，小儿饮食从流质食物过渡到半流质、半固体食物，最后为固体食物，逐渐与成人吃一样的食物，这个过程叫断奶。在断奶前必须为婴儿准备好适合不同月龄的辅食，否则会引起消化功能紊乱或营养不良。

（二）辅食添加的原则

从少量逐渐增加，如蛋黄开始只吃 1/4 个，3 ~ 4 d 无不良反应可增至 1/2 个，再渐增至 1 个；食物从稀到稠，从细到粗，如从菜汁到菜泥再到碎菜，以适应小儿吞咽和咀嚼能力；食物种类从一种到多种，习惯一种食物后再加另一种，不能 1 ~ 2 d 内增加 2 ~ 3 种。一般来说，若一切正常的话，每周可以加一种新食物。

辅食应在婴儿身体健康时添加。增加食物后，要注意观察小儿大便情况。如果腹泻或大便中带有不消化的食物，可暂停或少加辅食，待大便正常后再慢慢添加。添加辅食应注意食物卫生，防止因污染引起疾病。

（三）辅食添加的顺序

添加辅助食物要根据婴儿的需要和消化道成熟程度，按一定顺序进行，添加米、面类，可先从每天一次加起，习惯后可增至2或3次，随着辅食的添加，适当地减少哺乳次数，逐渐达到断奶目的。

一般婴儿到4～6个月时，可以添加米糊、烂面条、米粥等补充能量。4个月以上婴儿体内铁已逐渐消耗完，应添加含铁丰富的食物如蛋黄、动物血，还可以添加水果泥、菜泥、鱼泥、豆腐等，每日1～2次。7～12个月时，此时小儿已开始出牙，可给些烂面条、烂饭、薄脆饼干、馒头片等增加能量并训练咀嚼能力，还可添加适量的蛋羹、肉、鱼、肝、豆制品及水果和蔬菜等，每日2～3次。

（四）辅食调配

食物种类很多，而小儿的胃容量有限，只有将各种不同的食物合理搭配，才能满足小儿对各种营养素的需求。下面主要介绍提供各大类营养的食物，可以帮助我们合理选择食物原料。

（1）主食类：主食是食物的主要成分，包括各种粮食（如大米、面、小米等）和薯类（如红薯、土豆等），是配制小儿断奶食物的基本食物。它们主要提供小儿所需的能量。

（2）供给蛋白质的食物：包括各种动物性食物和豆类制品，如鱼、肉、蛋、黄豆、绿豆、蚕豆、豆腐等。主要提供小儿生长发育所必需的蛋白质。

（3）供给维生素和矿物质的食物：主要包括各种蔬菜和水果，尤其是深绿色的叶状蔬菜（如大白菜、芹菜、油菜等）和橙黄色的蔬菜、水果（如胡萝卜、橙子、柑橘等）。这类食物可供给小儿所需要的维生素和矿物质。

（4）供给能量的食物：包括各种植物油（花生油、菜籽油、芝麻油等），动物油（猪油、羊油等）和糖（白糖、红糖，冰糖等）。这类食物中含的能量比同样体积的粮食含的能量高几倍或十几倍，因此，在食物中加入适量油或糖可大大增加能量的含量，这对小儿十分重要。

合理调配以上4种成分，依照食物金字塔的比例（谷类食物吃最多；蔬菜和水果吃多些；肉、鱼、蛋、豆类等吃适量；油、糖吃少些）来选择食物，并将各类食物搭配着吃，就可以形成完善的平衡膳食。虽然母乳的分泌量在断奶期已逐渐减少，但仍可继续哺喂。

（五）辅食的制作方法

辅食通常可自行制作，不太昂贵，在平常吃的饭菜基础上，适当加工，即可成为小儿的可口辅食。

1. 菜水及水果水

将蔬菜或水果如白菜、菠菜、胡萝卜、苹果、梨等切碎，放入少量水，然后加盖煮沸5 min，加盐或少许糖，关火，焖5～6 min，将汤倒出，待温度适合即可喂给小儿。

2. 鲜西红柿汁、橘汁、广柑汁

将熟透的西红柿、橘子、广柑洗净去皮，用干净纱布口袋装好，投入适量的沸水中煮 1 ~ 2 min，拎起纱布袋，放入碗中，用汤匙挤压出鲜汁，加少许糖。初喂时可加一倍水冲淡，适应后即可喂原汁。

3. 菜泥

取新鲜蔬菜，洗净、蒸熟，用研磨器磨成泥，按照宝宝的咀嚼能力加适量的水搅成泥糊状就可以。亦可拌入粥或面片中喂小儿。

4. 肝泥

将熟肝用研磨器磨成泥，按照宝宝的咀嚼能力加适量的水搅成泥糊状就可以，加入盐、糖、香油等即可食用。

5. 果泥

苹果、香蕉去皮，用小匙刮成细末，可直接食用。

6. 粥

婴儿吃的粥应该煮稠些，呈半固体状，不要太稀。稀粥使婴儿得不到足够的营养。当婴儿适应这种食物后，可以在粥内加入其他食物，如粥＋豆类食物，粥＋动物性食物、粥＋绿叶蔬菜。注意在粥中加入少量油和盐。

7. 煮面条

锅内放入适量水烧开，加入少量精盐，放入面条煮熟。将切碎的青菜放入锅内，加入少量油再煮几分钟即可食用。

第三节　幼儿膳食

一、幼儿合理营养的重要性

幼儿期生长发育虽然较婴儿期缓慢，但仍属于快速生长发育的时期，而且活动量较婴儿增多，神经发育较快，需要营养丰富的食物。另外，此期已断奶或正处在断奶时期，如果不注意饮食的质和量，不注意烹调方法，就容易造成营养素缺乏。因此，合理安排幼儿膳食对保证小儿正常生长发育起重要作用。

二、幼儿膳食原则

安排幼儿膳食，一要考虑对能量和各种营养素的需要，二要考虑小儿消化系统功能，三要考虑小儿咀嚼能力的锻炼，四要考虑如何提高小儿食欲。为此要注意以下几方面。

1. 供给足够的能量和各种营养素

断奶后的小儿食物已由奶类为主改变为以粮食、蔬菜、鱼、肉、蛋等混合食物为主。在选择食物时，应保证供给足够的能量和各种营养素。

2. 食物要适合小儿的消化能力

幼儿的咀嚼消化功能虽已较婴儿成熟，但乳牙尚未出齐，胃肠消化吸收功能仍较年长儿及成人差，所以应将饭菜做得细一些，软一些，烂一些。一般来说，蒸煮食物较油炸食物易于消化，以汤面、烩饭、饺子、包子等形式更受幼儿喜欢。若有条件供给一定量的牛奶或豆浆则更为理想。

3. 食物种类多样化

注意饭菜的色、香、味，增加小儿吃饭的兴趣，促进消化液的分泌，增强食欲，促进食物消化、吸收。

4. 进餐次数

1～2岁每日可进食5次，即三餐加上、下午点心各一次，以后逐渐减为三餐加一点。

三、幼儿膳食调配

幼儿膳食应按适当比例合理调配，并要根据当地供应情况而定。所选择的食物应该是家庭中易得到的、不太昂贵的、对小儿有益的。一岁以后的儿童一般可以与家人一同进餐。但母亲还是应该多给一些特别的照顾。

幼儿一日三餐的饭菜也要进行合理安排。应体现"早餐吃好，午餐吃饱，晚餐吃少"的原则。"早餐吃好"是因为幼儿上午活动量大。幼儿早餐除干、稀主食外，还可以增加一定量的动物性食物或豆制品，如鸡蛋、豆腐干、花生仁等，以提高蛋白质和能量的摄入量。"午餐吃饱"指饭菜应多样化，炒菜最好荤素搭配，这样可以使幼儿每顿饭能吃到两种或两种以上的蔬菜或其他食物。晚餐不要让婴儿吃得过饱，饮食应清淡些。这是因为晚间睡眠时，消化过程放慢，如吃得过饱，油脂过多，幼儿易发生消化不良。

此外，在调配幼儿膳食时，要注意无论是主食还是副食，不要长期食用同样的几种食物。食物中，米、面要间隔着吃，还要定期增加一些粗粮。可采用粗细粮混合食用，如红豆粥（饭）、两样米粥（饭）等。副食除肉、蛋、豆制品外应多吃各种蔬菜。幼儿所吃食物的品种越多，获得的营养素越全面。午点宜多吃水果，夏季可以西瓜为主，冬季以苹果、鸭梨为主。水果淡季可吃蒸胡萝卜、煮花生仁、煮红枣等。午点不宜多吃饼干、糕点、糖果之类的食物，以免影响晚餐的进食量；另外，饼干、糖果之类的食品主要含碳水化合物，这些完全可以从主食中得到满足。

第四节　营养调查与评价

营养调查是人群营养状况流行病学调查的基本方法。定期对儿童进行营养状况的评价，可及时了解营养素摄入不足的情况，采取相应的干预措施，预防营养性疾病的发生。全面的营养调查应包括：膳食调查、体格检查和营养状况评价、实验室检查。

一、膳食调查

儿童的膳食调查是从儿童每日摄入食物种类的数量中计算所摄入的各种营养素的数量，然后参照国家规定的相应年龄儿童的每日膳食营养素推荐供给量（RDA），分析其膳食平衡情况。

（一）调查方法

1.称重法

称重法是一种比较准确且复杂的方法，即称重调查对象一日各餐食物的重量，依据食物的生/熟比例，计算其实际摄入量，然后查《中国食物成分表》得出该日所食各种食物中所含主要营养素的量，根据当日调查对象人数便能推知每人每日的营养素实际摄入量。此法常用于集体儿童膳食调查。

2.记账法

多用于集体儿童膳食调查，以食物出入库的量计算。记账法简单，但结果不准确，要求记录时间较长，计算与结果分析同称重法。

3.询问法

询问法是通过问答方式向调查对象了解其膳食状况。方法简单，但不准确，常用于散居儿童的膳食调查。一般询问法是调查近 1 ~ 3 d 的进食情况。询问时可帮助家长回忆小儿前 1 ~ 3 d 的进食情况，详细了解小儿每日较固定的食物，如牛奶、鸡蛋等；其次为辅食，可按调查表中谷类、肉类、蔬菜类、豆类等一一询问，以免遗漏。营养素的计算同前。

（二）膳食调查结果评价

无论采用哪种调查方法均应从总能量供给、蛋白质摄入水平与动物性蛋白质所占比例，以及三大营养素产能比例进行评价。

一般全日摄入食物的总能量和蛋白质均应在供给量的 80% 以上，而且动物性蛋白质和大豆蛋白应占总蛋白的 50%，至少不低于 30%。三大营养素产能比例：蛋白质占 12% ~ 15%，脂肪占 20% ~ 30%，碳水化合物占 50% ~ 60%。

膳食调查结果仅仅是从食物成分计算得来的，没有测定其在加工烹调过程中的损失和机体吸收水平。因此计算值往往高于小儿实际摄入量，所以在评价时不能仅从计算结果认为该营养素的供给达到要求。

（三）膳食调查的注意事项

1.调查对象

根据调查目的与方法选择个体儿童或托幼机构的集体儿童。集体儿童每次受检率应在 95% 以上，并按儿童的年龄分组进行。

2. 调查期限

因为每日膳食有一定差别，所以调查期限不应太短。称重法调查期限一般以一周为宜，至少 3 d；记账法应在一个月左右，因为食物的供应受季节的影响，应每季调查一次。

3. 调查前的准备

调查前应取得家长、保育员、炊事员等的密切配合，向他们讲解调查的目的、内容和方法；准备一份《中国食物成分表》、计算器以及各种记录表。采用称重法时应先称量各种盛用熟食的餐具，并做好标记。

二、体格检查和营养状况评价

生长发育状况能较直观地反映儿童的健康状况和营养水平，因此常用各项体格发育指标及详细体格检查评价儿童的营养状况。

三、实验室检查

实验室检查是通过实验方法，测定小儿体液或排泄物中各种营养素和营养素代谢产物或其他有关的化学成分，从而了解食物中营养素的吸收利用情况，常在疾病的早期便能作出诊断。常用的实验室指标如下。

1. 血液中营养成分的浓度

如血红蛋白、血清总蛋白和白蛋白的含量测定，血清中维生素（维生素 A、维生素 B_1、维生素 B_2、维生素 C 等）和矿物质（钙、锌、铁、铜、磷等）的含量测定。

2. 尿液中营养素的排泄量

如 24 h 尿中维生素 B_1、维生素 B_2、维生素 C 等的含量测定。

3. 尿液中代谢产物含量的测定

如尿中尿素、肌酐、乳酸、丙酮酸的含量测定。

4. 氮平衡试验

为了解蛋白质营养状况可进行氮平衡试验。当蛋白质摄入不足时可出现负氮平衡。

5. 有关酶活性的测定

营养素在体内合成酶或辅酶，也可影响一些酶的活性。因此测定体内某些酶的活性高低，有助于了解体内营养素代谢，如测定红细胞中转氨酶的活性可了解维生素 B 是否缺乏，当缺乏时此酶活性降低。

各项测定结果需参照有关正常值，并结合膳食调查和体格检查等进行综合评价。

第二章　新生儿常见疾病

第一节　概述

新生儿是指从脐带结扎到出生后 28 d 内的婴儿。新生儿学是研究新生儿生理、病理、疾病防治及保健等方面的学科。新生儿学近几十年来发展十分迅速，这使新生儿死亡率、后遗症发生率均显著下降。新生儿学是围生医学的一部分。围生医学是研究胎儿出生前后和新生儿健康的一门学科，涉及产科、新生儿科和相关的遗传、生化、免疫、生物医学工程等领域，并与提高人口素质、降低围生儿死亡率密切相关。目前，我国定义的围生期是指妊娠 28 周至出生后 7 d。围生期保健水平是衡量一个国家医疗卫生水平的重要标志。

一、新生儿分类

（一）根据出生时胎龄分类

（1）足月儿：37 周 ≤ 出生时胎龄（GA）< 42 周（260 ~ 293 d）的新生儿。

（2）早产儿：GA < 37 周（< 259 d）的新生儿，其中 GA < 28 周者称为极早早产儿。

（3）过期产儿：GA ≥ 42 周（294 d）的新生儿。

（二）根据出生体重分类

出生体重（BW）是指出生后 1 h 内的婴儿体重。

（1）正常出生体重儿：2 500 g ≤ BW ≤ 4 000 g。

（2）低出生体重儿：BW < 2 500 g，其中，BW < 1 500 g 为极低出生体重儿，BW < 1 000 g 为超低出生体重儿。

（3）巨大儿：BW > 4 000 g。

（三）根据出生体重和胎龄的关系分类

（1）适于胎龄儿：婴儿 BW 在同胎龄平均的出生体重的第 10 ~ 90 百分位。

（2）小于胎龄儿：婴儿 BW 在同胎龄平均的出生体重的第 10 百分位以下。

（3）大于胎龄儿：婴儿 BW 在同胎龄平均的出生体重的第 90 百分位以上。

（四）根据出生后周龄分类

（1）早期新生儿：出生后 1 周以内的新生儿。

（2）晚期新生儿：出生后第 2 ~ 4 周末的新生儿。

（五）高危儿

高危儿是指已发生或可能发生危重疾病，需要密切观察和监护的新生儿。高危因素包括：①母亲因素，如年龄超过 40 岁或小于 16 岁，孕妇有糖尿病、感染、慢性心肺疾病、高血压、血小板减少等病史。②分娩过程中胎位不正、难产、急产、产程延长、羊水过多或过少、羊水粪染、胎膜早破、胎盘早剥、前置胎盘、分娩过程中使用镇静或止痛药物等。③新生儿因素，如窒息、宫内窘迫、多胎儿、早产儿、小于胎龄儿、巨大儿、宫内感染和先天畸形等。

二、新生儿病史和体格检查的特点

（一）病史

大部分新生儿未取名字，要加注父亲或母亲姓名，如"李 × × 之子""李 × × 之女"。要准确记录实际日龄，出生后 1 周内要精确到小时。病史可由亲属或分娩单位提供。现病史包括出生前胎儿情况变化、分娩方式、有无胎膜早破、羊水、胎盘、脐带、新生儿 Apgar 评分、复苏抢救、主要临床症状发生时间、演变及诊治情况、喂养及大小便情况等。个人史包括胎次、产次、出生时间、出生时体重、胎龄等。家族史包括母亲孕期情况、既往病史及妊娠分娩情况。

（二）体格检查

体格检查前注意保暖，做好手卫生；检查时动作轻柔，速度要快。

（1）测量记录：体温、脉搏、呼吸、血压、体重、头围、胸围、身长。

（2）一般情况：外貌、面容、面色、神志、反应、精神状态、体位、哭声等。

（3）皮肤黏膜：颜色，有无皮疹、花斑纹、色素沉着，有无胎脂、胎粪污染、黄疸，有无硬肿等。

（4）头颅：检查头颅大小、形状，前囟大小及张力，有无水肿、血肿。

（5）面部：面部是否对称，鼻唇沟是否对称；有无特殊容貌，如唐氏综合征貌；小下颌要考虑皮埃尔·罗班综合征的可能。

（6）眼：有无眼睑下垂、水肿；双眼上斜或内眦有赘皮应怀疑有 21- 三体综合征；伴有眼睑水肿和大量脓性分泌物常是淋球菌感染的典型表现；有无先天性角膜白斑、白内障、球结膜下出血，巩膜有无黄染，瞳孔大小及对光反射。

（7）耳：耳郭发育情况，有无耳屏前皮肤皮赘、窦道，外耳道有无畸形及分泌物。

（8）鼻腔：有无畸形，有无分泌物，有无鼻翼扇动、鼻塞；足月新生儿鼻尖部可见针尖大小的粟粒疹。

（9）口腔：口唇颜色，口腔黏膜有无出血点、白色膜状附着物、溃疡，有无唇裂、腭裂，有无巨舌；少数新生儿在下切齿或其他部位有早熟齿，称新生儿齿；在口腔上腭中线和齿龈部位可见黄白色、米粒大小的小颗粒，俗称"上皮珠"或"马牙"；两侧颊部各有一隆起的脂肪垫，俗称"螳螂嘴"。

（10）颈部：颈部活动度，有无斜颈，双侧胸锁乳突肌有无肿块。

（11）胸廓：是否对称，有无漏斗胸，有无胸骨上窝吸气性凹陷，双侧锁骨是否连续无中断。

（12）肺部：呼吸形式、频率、节律，有无呻吟；新生儿呈膈肌型呼吸，有时可见潮式呼吸；叩诊有无鼓音、浊音或实音；听诊呼吸音强度、是否对称，有无干、湿啰音。

（13）心脏：心前区是否隆起，心尖搏动位置、强度，心前区有无震颤，心界大小，心率，心律，心音强度，有无杂音，杂音性质、强度、传导方向。

（14）腹部：观察腹部形态，早产儿腹壁薄，有时可见肠型；脐部有无分泌物，脐周有无红肿，有无脐疝。

（15）肛门、外生殖器：有无肛门闭锁、肛裂；男婴应注意双侧睾丸是否降入阴囊，有无睾丸鞘膜积液，有无尿道下裂；早产女婴应注意大阴唇是否遮住小阴唇，外阴是否有分泌物或假月经。

（16）脊柱及四肢：脊柱有无畸形，有无脊柱裂、脊膜膨出等；注意四肢活动度，有无指、趾畸形；有无臂丛神经损伤。

（17）神经系统：检查新生儿吸吮反射、握持反射、拥抱反射、踏步反射等原始反射，可引出腹壁反射、提睾反射、肛门反射、角膜反射、巴宾斯基征等浅反射；胎龄 33 周后出生的新生儿可引出下颌反射、肱二头肌反射、膝反射；检查主动肌张力（头竖立、手握持、牵拉反应、支持反应、直立位举起试验）及被动肌张力（围巾征、前臂弹回、下肢弹回）。

三、正常足月儿和早产儿的特点及护理

（一）呼吸系统

足月自然分娩胎儿的肺液经产道挤压后，1/3 ~ 1/2 的肺液由口鼻排出，其余的肺液由肺间质内毛细血管和淋巴管吸收。剖宫产儿由于缺乏产道的挤压和自然分娩过程中所形成的促进肺液清除的肺部微环境，可引起新生儿暂时性呼吸困难（TTN）。新生儿呈腹式呼吸，安静时呼吸频率约为 40 次 /min，若持续超过 60 次 /min，称为呼吸急促。由于呼吸道管腔狭窄、黏膜柔嫩且含血管丰富、纤毛运动差，因此易致气道阻塞、感染、呼吸困难及拒乳。

早产儿由于呼吸中枢及肺部发育不成熟，可出现呼吸浅快、不规则及呼吸暂停或发绀。呼吸暂停是指呼吸气流停止大于等于 20 s，伴心率小于 100 次 /min 或发绀、血氧饱和度下降，严重时伴面色苍白、肌张力下降。因早产儿肺泡表面活性物质含量低，易患呼吸窘迫综合征。由于早产儿肺发育不成熟，急、慢性肺损伤及损伤后异常修复易导致支气管肺发育不良。

（二）循环系统

婴儿出生后血液循环动力学发生重大变化：①胎盘–脐血液循环终止；②呼吸建立，肺循环阻力下降、肺血流增加；③体循环压力上升；④卵圆孔功能关闭；⑤动脉导管功能关闭。这些变化使得胎儿循环转变成成人循环。当严重肺炎、酸中毒、低氧血症时，肺血管压力升高。当压力等于或超过体循环时可致卵圆孔、动脉导管重新开放，出现右向左分流，称新生儿持续肺动脉高压。心率通常为 90 ~ 160 次/min，足月儿平均血压为 70/50 mmHg[*]。

早产儿血压偏低，部分早产儿早期可有动脉导管开放。

（三）消化系统

足月儿食管下部括约肌松弛，胃呈水平位，幽门括约肌较发达，故易溢乳甚至呕吐。消化道已能分泌充足的消化酶，但不包括淀粉酶，因此不宜过早喂淀粉类食物。消化道面积相对较大、管壁薄、通透性高，有利于营养吸收，但也容易导致毒素及大分子蛋白被吸收，引起感染及蛋白质过敏。足月儿在出生后 24 h 内排糊状、墨绿色胎便，2 ~ 3 d 排完。若出生后 24 h 仍不排胎便，应考虑肛门闭锁或其他消化道畸形。肝内尿苷二磷酸葡萄糖醛酸转移酶的量及活力不足，是生理性黄疸的主要原因之一。

早产儿吸吮、吞咽能力差，消化功能低下，易出现喂养不耐受。缺氧缺血、感染或喂养不当等因素易引起坏死性小肠结肠炎。早产儿的黄疸程度较足月儿的重，持续时间更长，且易发生核黄疸。

（四）泌尿系统

足月儿肾稀释功能与成人的相似，但肾小球滤过率低、浓缩功能差，易发生水肿。新生儿一般在出生后 24 h 内开始排尿，少数在出生后 48 h 内排尿，出生后 1 周内每日排尿可达 20 次。

早产儿肾浓缩功能更差，对钠的重吸收功能差，易出现低钠血症；葡萄糖阈值低，易发生糖尿。

（五）血液系统

足月儿出生时血红蛋白为 170 g/L（140 ~ 200 g/L）。出生后 1 周内静脉血血红蛋白小于 140 g/L（毛细血管血红蛋白高 20%）定义为新生儿贫血。血红蛋白中胎儿血红蛋白占 70% ~ 80%，出生 5 周后降至 55%，随后逐渐变为成人型血红蛋白。网织红细胞百分数出生后 3 d 内为 0.04 ~ 0.06，4 ~ 7 d 迅速降至 0.005 ~ 0.015，4 ~ 6 周回升至 0.02 ~ 0.08。血容量为 85 ~ 100 mL/kg，与脐带结扎时间有关。白细胞数出生后第一天为（15 ~ 20）× 10^9/L，3 d 后明显下降，5 d 后接近婴儿值；分类中以中性粒细胞为主，4 ~ 6 d 与淋巴细胞持平，之后淋巴细胞数量占优势。足月

儿的血小板数与成人的相似。胎儿肝脏维生素 K 储存量少，凝血因子 Ⅱ、Ⅶ、Ⅸ、Ⅹ 活性较低。

早产儿铁储备少、促红细胞生成素低、血容量迅速增加，生理性贫血出现早，且胎龄越小，贫血持续时间越长，贫血程度越严重。

（六）神经系统

新生儿出生时头围平均为 33 ~ 34 cm，此后增长速率为每月增长 1.1 cm，至出生后 40 周左右增长渐缓。脊髓相对长，其末端在第 3、4 腰椎下缘，腰穿时应在第 4、5 腰椎间隙进针。足月儿大脑皮质兴奋性低，睡眠时间长。大脑对下级中枢抑制较弱，且锥体束、纹状体发育不全，常出现不自主和不协调的动作。新生儿出生时已具备多种原始反射，在正常情况下，原始反射在出生后数月自然消失。若新生儿期原始反射减弱或消失，或数月后仍不消失，常提示有神经系统疾病或其他异常。此外，正常足月儿也可出现年长儿的病理性反射，如克尼格征、巴宾斯基征和低钙击面征等，腹壁反射和提睾反射不稳定，偶可出现阵发性踝阵挛。

早产儿神经系统成熟度与胎龄有关，胎龄越小，原始反射越难引出。早产儿易发生脑室周围 – 脑室内出血及脑室周围白质软化。

第二节　新生儿窒息

新生儿窒息是指新生儿出生后不能建立正常呼吸，引起低氧血症、高碳酸血症和酸中毒，严重时可导致全身多脏器损害，是新生儿死亡和致残的主要原因之一。

一、病因

窒息的本质是缺氧，任何使胎儿、新生儿血氧浓度降低的因素均可引起窒息。

（1）孕妇因素：①孕妇有慢性或严重疾病，如心、肺功能不全，糖尿病等；②妊娠并发症，如妊娠期高血压疾病等；③孕妇吸毒、吸烟或被动吸烟、年龄 35 岁及以上或 16 岁以下、多胎妊娠等。

（2）胎盘、脐带因素：前置胎盘、胎盘早剥、胎盘老化，脐带脱垂、绕颈、打结、过短或牵拉。

（3）胎儿因素：①早产儿或巨大儿；②先天性畸形，如食管闭锁、先天性心脏病等；③宫内感染；④呼吸道阻塞，如羊水或胎粪吸入等。

（4）分娩因素：头盆不称、宫缩乏力、臀位、使用产钳、胎头吸引，以及产程中使用麻醉药、镇痛药或催产药等。

二、病理改变

（一）呼吸改变

（1）原发性呼吸暂停。胎儿或新生儿缺氧时，先出现呼吸运动加快；若缺氧持续存在，则呼吸运动停止，心率减慢，此为原发性呼吸暂停。

（2）继发性呼吸暂停。若缺氧持续存在，婴儿出现深度喘息样呼吸，心率、血压和血氧饱和度持续下降，呼吸越来越弱，进入继发性呼吸暂停。

出生时不易鉴别原发性呼吸暂停和继发性呼吸暂停，应先按继发性呼吸暂停处理，以免延误治疗。

（二）全身各系统器官的改变

窒息时呼吸、循环功能由胎儿向新生儿转变受阻，新生儿未能建立正常的呼吸，使肺泡不能扩张，肺液不能清除；缺氧、酸中毒使肺血管阻力增加，进一步加重组织缺氧、缺血。缺氧和酸中毒引起机体产生经典的潜水反射，即体内血液重新分布，肺、肠、肾、肌肉和皮肤等非重要生命器官的血管收缩、血流量减少，以保证脑、心和肾上腺等重要生命器官的血流量。若低氧血症持续存在，无氧代谢进一步加重代谢性酸中毒，使体内储存的糖原耗尽，导致脑、心和肾上腺的血流量减少，心肌功能受损，心率和动脉血压下降，器官供血减少，最终导致各脏器受损。

（三）血液生化和代谢改变

（1）动脉血氧分压（PaO_2）、pH 值降低及混合性酸中毒：由缺氧后无氧代谢、气道阻塞所致。

（2）糖代谢紊乱：窒息早期血糖正常或增高，后因糖原耗竭而出现低血糖。

（3）高胆红素血症：酸中毒抑制胆红素代谢及与白蛋白结合，降低转氨酶活力，使未结合胆红素增加。

（4）低钠血症和低钙血症：由于心房利钠尿多肽（心钠素）和抗利尿激素分泌异常，可发生稀释性低钠血症；钙通道开放、钙内流引起低钙血症。

三、临床表现

（1）胎儿宫内窘迫。胎儿宫内窘迫早期有胎动增加，胎心率 ≥ 160 次 /min；晚期则胎动减少，甚至消失，胎心率 < 100 次 /min；羊水胎粪污染。

（2）Apgar 评分。Apgar 评分包括皮肤颜色、心率、对刺激的反应、肌张力和呼吸 5 项指标，共 10 分，于出生后 1 min、5 min 和 10 min 进行评估。1 min 评分反映窒息严重程度，是复苏的依据；5 min 评分反映复苏的效果并有助于判断预后。

（3）缺氧缺血可造成多脏器受损，多器官损害的临床表现如下。①中枢神经系统：缺氧缺血性脑病和颅内出血。②呼吸系统：羊水或胎粪吸入综合征、肺出血及呼吸窘迫综合征等。③心血管系统：缺氧缺血性心肌损害，表现为心律失常、心力衰竭等。④泌尿系统：肾功能不全、肾功能衰竭及肾静脉血栓形成等。⑤代谢方面：

低血糖或高血糖、低钙血症及低钠血症等。⑥消化系统：应激性溃疡、坏死性小肠结肠炎、黄疸加重或时间延长。⑦血液系统：弥散性血管内凝血、血小板减少。

四、辅助检查

对宫内缺氧胎儿，可通过羊膜镜了解羊水胎粪污染程度，或胎头露出宫口时取头皮血行血气分析，以评估宫内缺氧程度。出生后应检测新生儿动脉血气、血糖、电解质、血尿素氮和肌酐等生化指标。

五、诊断与分度

2015 年，中华医学会围产医学分会新生儿复苏学组组织相关专家讨论，提出关于结合 Apgar 评分及脐动脉血气 pH 值新生儿窒息诊断和分度标准建议。轻度窒息：Apgar 评分 1 min 评分 ≤ 7 分，或 5 min 评分 ≤ 7 分，伴脐动脉血 pH 值 < 7.2。重度窒息：Apgar 评分 1 min 评分 ≤ 3 分，或 5 min 评分 ≤ 5 分，伴脐动脉血 pH 值 < 7.0。

六、治疗

出生后应立即进行复苏及评估，并由产科医生、儿科医生、助产士（师）及麻醉师共同协作进行。

（一）复苏方案

采用国际公认的"ABCDE"复苏方案。A（airway）：清理呼吸道。B（breathing）：建立呼吸。C（circulation）：维持正常循环。D（drugs）：药物治疗。E（evaluation）：评估。呼吸、心率和血氧饱和度是窒息复苏评估的 3 大指标，并遵循评估→决策→措施，如此循环往复，直至完成复苏。应严格按照 A→B→C→D 步骤进行复苏，步骤不能颠倒。

（二）复苏步骤和程序

复苏前的准备包括产前咨询、组成团队、检查物品。复苏步骤和程序如下。

（1）快速评估。出生后立即快速评估 4 项指标：是否足月、羊水清否、是否有哭声或呼吸、肌张力好否。其中任何一项为"否"，即进行初步复苏。若羊水有胎粪污染，进行活力评估后决定是否气管插管吸引胎粪。

（2）初步复苏。①保暖。足月儿辐射保暖台温度设置为 32～34 ℃，或腹部体表温度为 36.5 ℃；早产儿根据中性温度设置。胎龄 < 32 周的早产儿可将其头部以下的躯体和四肢放在清洁的塑料袋内，或盖以塑料薄膜置于辐射保暖台上。②体位。使新生儿头处于轻度仰伸位（鼻吸气位）。③清理呼吸道。必要时（分泌物量多或有气道梗阻）使用吸球或吸管（规格为 12F 或 14F），先口咽后鼻，清理分泌物。④擦干和刺激。快速彻底擦干头部、躯干和四肢，移除湿毛巾。用手轻拍或手指弹患儿足底或摩擦背部 2 次，以诱发自主呼吸。

（3）正压通气。当新生儿出现呼吸暂停或喘息样呼吸，心率＜ 100 次 /min，应立即进行气囊面罩正压通气，压力为 20 ～ 25 cmH$_2$O*，少数病情严重的新生儿可用 2 ～ 3 次 30 ～ 40 cmH$_2$O 压力通气，频率为 40 ～ 60 次 /min。足月儿开始用空气进行复苏，早产儿起始给氧浓度为 21% ～ 40%，根据血氧饱和度调整给氧浓度，胸外按压时给氧浓度要提高到 100%。若达不到有效通气，须矫正通气。矫正通气后若心率小于 100 次 /min，可进行气管插管或使用喉罩气道。

（4）胸外按压。若有效正压通气 30 s 后心率持续小于 60 次 /min，在正压通气的同时进行胸外按压，按压方法有拇指法和双指法。按压部位为胸骨体下 1/3 处，按压频率为 90 次 /min（每按压 3 次，正压通气 1 次），按压深度为胸廓前后径的 1/3。持续正压通气大于 2 min 时可产生胃充盈，应常规插入 8F 胃管，用注射器抽气和通过在空气中敞开端口缓解。

（5）药物治疗。新生儿复苏时很少需要用药，可能用到的药物如下。肾上腺素：经气管插管气囊正压通气，同时胸外按压 45 ～ 60 s，心率仍小于 60 次 /min，应立即给予 1 : 10 000 肾上腺素，静脉用量 0.1 ～ 0.3 mL/kg，气管内用量 0.5 ～ 1.0 mL/kg。必要时 3 ～ 5 min 重复 1 次。扩容剂：有低血容量、怀疑失血或休克的新生儿在对其他复苏措施无反应时，可予生理盐水 10 mL/kg，经脐静脉或外周静脉于 5 ～ 10 min 内缓慢推入。必要时可重复扩容 1 次。

（三）复苏后监护

复苏后的新生儿应继续监护，监护内容包括体温、呼吸、心率、血压、尿量、氧饱和度及窒息引起的多器官损伤。

七、预后

窒息持续时间是决定婴儿预后好坏的关键因素。因此，慢性宫内窒息、重度窒息复苏不及时或方法不当者预后可能不良。

八、预防

加强围生期保健，及时处理高危妊娠；加强胎儿监护，避免胎儿宫内缺氧；推广 "ABCDE" 复苏技术，培训产科、儿科、麻醉科医护人员；各级医院产房内须配备复苏设备；每个产妇分娩时都应有掌握复苏技术的人员在场。

第三节　新生儿缺氧缺血性脑病

新生儿缺氧缺血性脑病（HIE）是指围生期因窒息引起的部分或完全缺氧、脑血流减少或暂停而导致胎儿或新生儿脑损伤。部分小儿可遗留有不同程度的神经系

---

*1 cm H$_2$O＝0.098 kp。

统后遗症。

一、病因

缺氧是 HIE 发病的核心因素。此外，出生后肺部疾患、心脏病变及大量失血或重度贫血等严重影响机体氧合状态的新生儿疾病也可引起 HIE。

二、发病机制

（1）脑血流改变。缺氧缺血时体内血液出现重新分布，以保证心、脑等重要器官的血液供应。随着缺氧时间延长，出现第二次血流重新分配以保证代谢最旺盛部位，如基底神经节、脑干、丘脑及小脑的血液供应。缺氧缺血时脑的损伤部位有选择性易损区，足月儿的易损区在大脑矢状旁区的脑组织，早产儿的易损区则位于脑室周围的白质区。

（2）脑血管自主调节功能障碍。当有缺氧缺血和高碳酸血症时可出现压力被动性脑血流；血压高时可导致颅内出血；血压下降、脑血流减少时可引起缺血性脑损伤。

（3）脑组织代谢改变。缺氧时，由于脑组织无氧酵解增加，乳酸堆积、能量产生减少，最终引起能量衰竭，导致脑细胞死亡的瀑布样反应：①细胞膜上钠－钾泵、钙泵功能不足，造成细胞毒性脑水肿。②钙离子通道开启异常，大量钙离子进入细胞内，导致脑细胞不可逆的损害，还可激活受钙离子调节的酶，破坏脑细胞膜的完整性及通透性。③当脑组织缺血时，腺嘌呤核苷三磷酸降解，腺苷转变为次黄嘌呤；当脑血流再灌注期重新供氧时，次黄嘌呤在次黄嘌呤氧化酶的作用下产生氧自由基。④能量持续衰竭时，兴奋性氨基酸尤其是谷氨酸在细胞外聚积产生毒性作用，引起细胞内钠离子、钙离子内流，自由基生成增多，以及脑血流调节障碍等相继发生，最终导致脑细胞水肿、凋亡和坏死。

三、病理学改变

（1）脑水肿。脑水肿是细胞能量代谢衰竭和多种损伤机制作用的结果，为缺氧缺血后脑损伤早期主要的病理改变。

（2）选择性神经元死亡。选择性神经元死亡包括凋亡、坏死和梗死。足月儿主要病变部位在脑灰质，包括脑皮质（呈层状坏死）、海马、基底节、丘脑、脑干和小脑半球。后期表现为软化、多囊性变或瘢痕形成。

（3）出血。出血包括脑室出血、原发性蛛网膜下腔出血、脑实质出血。

早产儿的主要表现：脑室周围白质软化、脑室周围－脑室内出血、脑室扩大和脑室周围终末静脉出血。

四、临床表现

该病的临床表现因缺氧持续时间和严重程度而异，可表现为意识改变、肌张力异常、原始反射异常、前囟张力增高、惊厥等。

五、辅助检查

（1）实验室检查：①脐动脉血血气分析。②心肌酶谱、电解质、肝肾功能检测等。③反映脑损伤的生化指标，如磷酸肌酸激酶脑型同工酶、神经元特异性烯醇化酶、S-100蛋白等。

（2）影像学检查。①B超检查：无创、便捷，可动态观察病变过程。②CT检查：有一定量的放射线暴露，近年在新生儿领域应用减少。③磁共振成像（MRI）检查：多轴面成像、分辨率高、无放射线损害，对脑损伤可做出全面评价。MRI能很好地呈现HIE损伤类型、损伤进程，且与其远期神经发育结局密切相关。不同MRI检查序列所反映的损伤表现可能不尽相同，弥散加权序列适宜的检查时间为出生后2～4 d，常规序列为出生后的4～8 d。HIE的MRI主要损伤类型有丘脑基底节加内囊后肢损伤、分水岭样损伤累及皮层和皮层下白质、局灶–多灶性微小性白质损伤，以及广泛全脑性损伤。

（3）脑电生理检查。①脑电图。②振幅整合脑电图，具有简便、有效和可连续监测等优点。

六、诊断

临床表现是诊断HIE的主要依据。同时具备以下4条者可确诊。

（1）有明确的可导致胎儿宫内窘迫的异常产科病史，以及严重的胎儿宫内窘迫表现［胎心率<100次/min，持续5 min以上和（或）羊水Ⅲ度污染］，或者在分娩过程中有明显窒息史。

（2）出生时有重度窒息（Apgar评分1 min≤3分，延续至5 min时仍≤5分伴出生时脐动脉血气pH值≤7.0）。

（3）出生后不久出现神经系统症状，并持续至24 h以上，如意识改变（过度兴奋、嗜睡、昏迷）、肌张力改变（增高或减弱）、原始反射异常（吸吮、拥抱反射减弱或消失），病重时可有惊厥、脑干症状（呼吸节律改变、瞳孔改变、对光反射迟钝或消失）和前囟张力增高。

（4）排除电解质紊乱、颅内出血和产伤等原因引起的抽搐，以及宫内感染、遗传代谢性疾病和其他先天性疾病所引起的脑损伤。

HIE的神经症状在出生后是变化的，症状可逐渐加重，一般于72 h达高峰，随后逐渐好转，严重者病情可恶化。

七、治疗

（1）支持对症治疗：①维持良好的通气和氧合，保持动脉血二氧化碳分压（$PaCO_2$）、PaO_2和pH值在正常范围。②维持良好的脑血流灌注，避免脑灌注剧烈波动。③维持适当的血糖水平，血糖以维持在4.2～5.6 mmol/L为宜。④适量限制入液量，预防脑水肿，每日液体总量不超过 60 ~ 80 mL/kg。颅内压增高时，首选利尿剂呋塞米，每次 0.5 ~ 1.0 mg/kg，静脉注射，严重者可用 20% 甘露醇。⑤控制惊厥，推荐苯巴比妥作为控制惊厥一线用药，负荷量为 20 mg/kg，于 15 ~ 30 min 内静脉滴注完；若不能控制惊厥，1 h 后可加 10 mg/kg；12 ~ 24 h 给维持量，每日 3 ~ 5 mg/kg。顽固性抽搐者加用咪达唑仑，每次 0.1 ~ 0.3 mg/kg 静脉滴注，或加用水合氯醛 50 mg/kg 灌肠。

（2）亚低温治疗。推荐亚低温治疗足月儿中、重度 HIE，最适宜在出生后 6 h 内进行，治疗时间为 72 h，是目前国内外唯一证实其安全性、有效性的治疗措施。

（3）其他治疗。促红细胞生成素、干细胞移植等治疗现仍处于试验研究阶段。

（4）新生儿期后治疗。尽早行智力和体能的康复训练，减少后遗症。

八、预后

本病预后与 Apgar 评分、病情严重程度、抢救是否正确且及时有关。Apgar 评分 ≤ 3 分并持续 15 min 或以上，惊厥、意识障碍、脑干症状持续时间超过 1 周，脑电图持续异常者死亡率高，幸存者常遗留有不同程度的运动或智力障碍、癫痫等后遗症。

九、预防

加强母亲围生期保健、防治围生期窒息、积极推广新生儿复苏是预防本病的主要方法。

第四节　新生儿颅内出血

新生儿颅内出血是新生儿，尤其早产儿的常见疾病，严重颅内出血可引起神经系统后遗症。

一、病因和发病机制

（1）早产。胎龄 32 周以下的早产儿在脑室周围的室管膜下及小脑软脑膜下的颗粒层均留存胚胎生发基质，该部位静脉系统容易血流缓慢或停滞、毛细血管床压力较大而导致出血。

（2）缺血缺氧。窒息时低氧或高碳酸血症可损害脑血流的自主调节功能，引起血管内压增加，毛细血管破裂；或静脉淤滞、血栓形成，脑静脉血管破裂出血。

（3）损伤。主要为产伤所致，如胎位不正、急产、产程延长等，或因使用高位产钳术、胎头吸引器、臀牵引等所致的机械性损伤。

（4）其他。新生儿肝功能不成熟、凝血因子不足或患其他出血性疾病；母亲孕期使用苯妥英钠、苯巴比妥、利福平等药物引起新生儿血小板或凝血因子减少；使用葡萄糖酸钙、甘露醇、碳酸氢钠等高渗溶液导致毛细血管破裂等。

二、临床表现

该病的临床表现主要与出血部位和出血量有关，轻者可无症状，重者可在短期内因病情恶化而死亡。常见的症状与体征：①激惹、嗜睡或昏迷；②呼吸增快或减慢、不规则或暂停；③颅内压增高、前囟隆起、抽搐、角弓反张、脑性尖叫；④双眼凝视、斜视、眼球震颤等；⑤瞳孔不等大或对光反射消失；⑥肌张力增高、减弱或消失；⑦其他不明原因的苍白、贫血、黄疸及休克等。

根据颅内出血部位不同，临床上分为以下几种类型。

（1）脑室周围－脑室内出血。这是早产儿颅内出血中一种常见类型，也是引起早产儿死亡和伤残的主要原因之一。其主要见于胎龄小于32周、体重低于1 500 g的早产儿，且胎龄越小、发病率越高。脑室周围－脑室内出血可表现为呼吸暂停、嗜睡、肌张力减低，还可伴有心动过缓、体温降低、代谢性酸中毒、低血压等，但有25%～50%患儿可无明显症状。头颅影像学将其分为4级：Ⅰ级，室管膜下胚胎生发基质出血；Ⅱ级，脑室内出血，但无脑室扩大；Ⅲ级，脑室内出血伴脑室扩大；Ⅳ级，脑室扩大伴脑室旁白质损伤或脑室周围终末静脉出血性梗死。其中，Ⅲ级、Ⅳ级常留有神经系统后遗症。

（2）原发性蛛网膜下腔出血。出血原发部位在蛛网膜下腔内，在新生儿中十分常见，尤其是早产儿，与缺氧、酸中毒、产伤等因素有关。原发性蛛网膜下腔出血无临床症状，预后良好。部分典型病例表现为出生后第2 d抽搐，但发作间歇正常。极少数大量出血者可出现反复中枢性呼吸暂停、惊厥、昏迷，于短期内死亡。主要的后遗症为交通性或阻塞性脑积水。

（3）脑实质出血。脑实质出血常见于足月儿，多因小静脉栓塞后毛细血管内压力增高、破裂而出血。由于出血部位和出血量不同，临床症状差异很大，少量点片状出血在临床上可无明显症状，脑干出血早期可发生瞳孔变化、呼吸不规则和心动过缓等。当出血部位液化形成囊肿并与脑室相通时，引起脑穿通性囊肿。主要后遗症为脑性瘫痪、癫痫和智力或运动功能发育迟缓。

（4）硬膜下出血。硬膜下出血多由于机械损伤导致硬膜下血窦及附近血管破裂而出血，是产伤性颅内出血最常见的类型。出血量少者可无症状，出血量较多者一般在出生24 h后出现惊厥、偏瘫和斜视等神经系统症状。后颅凹出血严重者可引起脑干压迫症状，在出生后数小时内死亡。也有患儿数月后发生慢性硬脑膜下积液。

（5）小脑出血。小脑出血包括原发性小脑出血、脑室内或蛛网膜下腔出血扩散至小脑、静脉出血性梗死，以及产伤引起小脑撕裂4种类型。其多见于胎龄小于32周、BW低于1 500 g的早产儿或有产伤史的足月儿。临床症状与病因和出血量有关。严重者可在短时间内死亡，预后较差。

三、辅助检查

（1）实验室检查。①动态监测血红蛋白及血细胞压积有无进行性下降；②监测出、凝血功能有无异常；③脑脊液检查可呈血性，镜下可见红细胞或皱缩红细胞。

（2）影像学检查。①B 超检查：头颅 B 超对颅脑中心部位病变分辨率高，且可在床边进行，为脑室周围 – 脑室内出血的特异性诊断手段。但对蛛网膜下腔、后颅窝和硬膜外等部位的出血，B 超不易发现。②CT 检查：对蛛网膜下腔，小脑和脑干部分的出血较为敏感。③MRI：是目前明确出血部位及程度、预后评价的最重要检测手段。

四、诊断

病史、症状和体征可提供诊断线索，但确诊须经头颅影像学检查。少数病例应与其他中枢神经系统疾病鉴别，如缺氧缺血性脑病、遗传代谢病引起的惊厥等。

五、治疗

（1）支持疗法。使患儿保持安静，尽可能避免搬动及刺激性操作，维持正常、稳定的 PaO_2、pH 值和血压等，防止病情进一步加重。

（2）止血。可选择使用维生素 K_1、血凝酶等止血药，酌情使用新鲜冰冻血浆。

（3）降低颅内压。有颅内压增高症状者用呋塞米，每次 0.5 ~ 1.0 mg/kg，每日 2 ~ 3 次，静脉注射。中枢性呼吸衰竭者可用小剂量甘露醇，每次 0.25 ~ 0.5 g/kg，每 6 ~ 8 h1 次，静脉注射。

（4）脑积水治疗。乙酰唑胺可以减少脑脊液的产生，每日 10 ~ 30 mg/（kg·d），分 2 ~ 3 次口服。进展性脑积水需要外科手术治疗。

六、预后

该病预后与出血量、出血部位、胎龄及围生期并发症等多种因素有关。早产、Ⅲ级和Ⅳ级脑室周围 – 脑室内出血、伴有脑实质出血性梗死预后差。幸存者常留有不同程度的神经系统后遗症。

七、预防

应做好孕妇保健工作，避免早产，减少围生儿窒息和产伤，提高医护质量，避免各种可能导致医源性颅内出血的因素。

第五节　新生儿呼吸窘迫综合征

新生儿呼吸窘迫综合征（RDS）又称新生儿肺透明膜病。该病是因肺表面活性物质（PS）缺乏所致，是以出生后不久出现呼吸窘迫并呈进行性加重为特征的临床综合征，在病理形态上有肺透明膜的形成。本病多见于早产儿，其胎龄越小，发病率越高。

一、病因与发病机制

PS 缺乏是本病发生的根本原因。

（1）早产。胎龄越小，RDS 的发生率越高。胎龄 < 30 周，发生率为 70% 以上，> 36 周，发生率仅为 1% ~ 5%。

（2）糖尿病母亲婴儿。高浓度胰岛素能拮抗肾上腺皮质激素对 PS 合成的促进作用。

（3）择期剖宫产儿。分娩未发动时行剖宫产，缺乏宫缩，儿茶酚胺和肾上腺皮质激素的应激反应较弱，影响 PS 的合成与分泌。

（4）其他。围生期窒息、低体温，各种原因所致的胎儿血容量减少的情况，均可诱发 RDS。PS 相关基因 *SP-A* 或 *SP-B* 基因变异或缺陷，此类患儿不论足月还是早产，均易发生 RDS。

由于 PS 含量减少，使肺泡表面张力增加，肺泡趋于萎陷，肺顺应性下降，影响通气与换气功能，导致缺氧和酸中毒等。由于缺氧及酸中毒使肺毛细血管通透性增高，液体渗出，肺间质水肿和纤维蛋白沉着于肺泡表面形成嗜伊红透明膜，进一步加重气体弥散障碍，加重缺氧和酸中毒，并抑制 PS 合成，导致恶性循环。

二、临床表现

多于出生后不久（一般 6 h 内）出现呼吸窘迫，并呈进行性加重，主要表现为呼吸急促（> 60 次 /min）、呼气呻吟、发绀、鼻煽及吸气性三凹征，严重时表现为呼吸浅表、呼吸节律不整、呼吸暂停及四肢松弛。体格检查可见胸廓扁平、两肺呼吸音减低、肺泡有渗出时可闻及细湿啰音。RDS 通常于出生后 24 ~ 48 h 病情最重，病死率较高，能存活 3 d 以上者，肺成熟度增加，病情逐渐好转。

三、辅助检查

（一）实验室检查

①血气分析：主要为 pH 值和 PaO_2 下降，$PaCO_2$ 增高，碳酸氢根减少。②泡沫试验：无泡沫表示 PS 缺乏、肺未成熟。③羊水卵磷脂 / 鞘磷脂（L/S）：L/S ≥ 2 提示肺成熟，L/S 为 1.5 ~ 2 提示可疑，L/S < 1.5 提示肺未成熟。

（二）X 射线检查

胸部 X 片表现较特异，对 RDS 诊断非常重要。按病情程度可将胸片改变分为四级：1 级，两肺野透亮度普遍降低、毛玻璃样（充气减少）改变，可见均匀散在的细小颗粒（肺泡萎陷）和网状阴影（细支气管过度充气）；2 级，两肺野透亮度进一步降低，可见支气管充气征（支气管过度充气），延伸至肺野中外带；3 级，两肺野透亮度更加降低，心缘、膈缘模糊；4 级，整个肺野呈"白肺"改变，支气管充气征更加明显。

（三）超声检查

超声检查有助于 RDS 与新生儿湿肺相鉴别。

四、诊断与鉴别诊断

早产儿，特别是胎龄小于 35 周的早产儿，或存在引起继发性 PS 缺乏的高危因素，出生后出现进行性呼吸困难，结合典型的肺部 X 射线即可做出诊断。需要与以下疾病鉴别。

（1）湿肺。多见于足月或剖宫产儿，出生后数小时内出现呼吸增快（> 60 次 /min），但一般状态及反应较好，2 ~ 3 d 症状缓解消失。X 射线检查表现以肺泡、间质、叶间胸膜积液为主。

（2）B 组链球菌肺炎。B 组链球菌肺炎是由 B 组链球菌感染所致的宫内感染性肺炎。其临床表现及 X 射线表现有时难以与 RDS 鉴别。但前者母亲妊娠晚期多有感染、羊膜早破或羊水有异味史，母血或宫颈拭子培养有 B 组链球菌生长；患儿外周血常规、C 反应蛋白、血培养等也可提示有感染证据。

（3）膈疝。膈疝在出生后不久表现为阵发性呼吸急促及发绀，腹部凹陷，患侧胸部呼吸音减弱甚至消失，可闻及肠鸣音；胸部 X 片可见患侧胸部有充气的肠曲或胃泡影及肺不张，纵隔向对侧移位。

五、治疗

呼吸支持及 PS 的应用是治疗本病的重要手段。

（一）呼吸支持

对于所有存在 RDS 高危因素的早产儿，出生后早期应用持续气道正压通气（CPAP）治疗。对已确诊的 RDS，使用 CPAP 联合 PS 是治疗 RDS 的最佳选择。CPAP 压力为 3 ~ 8 cmH_2O，RDS 至少保证 6 cmH_2O，但一般不超过 10 cmH_2O。最低气体流量为患儿 3 倍的每分钟通气量或 5 L/min，吸入氧浓度则根据动脉血氧饱和度进行设置和调整。对严重 RDS 或无创呼吸支持效果不理想者，应采用机械通气。机械通气模式由临床团队自行决定。维持患儿 PaO_2 在 50 ~ 80 mmHg，经皮血氧饱和度为 90% ~ 95%。

（二）PS 药物治疗

早期治疗性应用 PS 是 RDS 的标准治疗策略，目前使用最多的是从猪肺、小牛肺中提取的天然型 PS 制剂。每种 PS 产品均有各自的推荐剂量，多数报道首剂用量为 100 ~ 200 mg/kg，根据病情可给予第二剂或第三剂 PS 治疗。给药方法：可经气管插管注入肺内，亦可根据临床医生经验使用微创表面活性物质注入或微创表面活性物质治疗技术给予 PS。

（三）并发症的治疗

关闭动脉导管可选用吲哚美辛、布洛芬等药物治疗；若用药后动脉导管未能关闭，并严重影响心肺功能时，应行手术结扎。

（四）抗感染治疗

对继发感染者，应积极进行抗感染治疗。

六、预防

对于妊娠不足 34 周存在早产风险的孕妇进行产前激素治疗，以预防早产。

第六节　新生儿感染性肺炎

新生儿感染性肺炎为新生儿常见的感染性疾病，是引起新生儿死亡的重要原因之一。

一、病因

（1）宫内感染性肺炎。吸入受污染的羊水或病原体通过胎盘经血行传播给胎儿，可引起胎儿广泛性肺泡炎。病原体多为病毒、乙型 B 族溶血性链球菌、革兰氏阴性杆菌等。

（2）分娩过程感染性肺炎。分娩过程感染性肺炎是指分娩过程中吸入含污染病原体的分泌物或断脐不洁发生血行感染。需要经过一定潜伏期才发病，病原体多为大肠埃希菌、肺炎链球菌或病毒、衣原体等。

（3）出生后感染性肺炎。出生后感染性肺炎可通过接触呼吸道感染患者，或病原体通过血行传播至肺部，或医源性传播感染，以支气管肺炎或间质性肺炎为主，易发生肺不张和肺气肿。病原体以金黄色葡萄球菌、大肠埃希菌、巨细胞病毒、呼吸道合胞病毒、流感病毒多见。近年来，机会致病菌（如克雷伯菌、铜绿假单胞菌等）所致感染增多。

二、临床表现

宫内感染多于出生后 3 d 内出现症状，产时或出生后感染多于出生 3 d 后发病，临床表现轻重不一。轻症仅呼吸增快，重症呼吸困难明显，三凹征阳性，伴呻吟、口吐泡沫、呼吸节律不整或呼吸暂停等。可伴发热或低体温、反应差、吃奶差等感染中毒症状。肺部可闻及湿啰音。重症常并发心力衰竭、休克、持续肺动脉高压、肺出血等。

三、口腔临床特征

新生儿肺炎可出现口吐泡沫、口周发绀等。

四、辅助检查

（1）一般检查。患宫内感染性肺炎或分娩过程感染性肺炎的新生儿其外周血白细胞可正常、增加或减少；出生后感染性肺炎若为细菌感染，其外周血白细胞、C反应蛋白增加。血气分析可有低氧血症、高碳酸血症。

（2）病原学检测。做气管分泌物涂片及培养，必要时做血培养。出生后 1 h 内胃液及出生后 8 h 内气管分泌物涂片和培养均可提示宫内感染的致病菌。此外，还可做血清特异性 IgM 及病原聚合酶链反应（PCR）检测。

（3）X 射线检查。X 射线检查是重要的诊断依据。X 射线胸片的特点因病原体不同而异，病毒感染时仅示两肺纹理粗或散在片状阴影；细菌感染时两肺野有斑片状密度增高阴影，可伴肺大疱、脓气胸。早发型乙型溶血性链球菌感染肺炎的胸片改变与 RDS 的不易区别。

五、诊断与鉴别诊断

仔细询问高危因素，依据患儿临床表现，结合影像学检查和实验室检查可明确诊断，并进一步明确病原体。注意与新生儿湿肺、气胸、先天性膈疝、胎粪吸入性肺炎、先天性心脏病等鉴别。

六、治疗

（1）呼吸道管理。保持呼吸道通畅。

（2）氧疗。选择适宜的氧疗，维持血气 PaO_2 在 50 ～ 80 mmHg，经皮血氧饱和度维持在 89% ～ 95%。

（3）控制感染。原则上选用敏感药物：乙型溶血性链球菌感染或李斯特菌肺炎可用氨苄西林，沙眼衣原体和解脲脲原体肺炎首选红霉素，巨细胞病毒性肺炎首选更昔洛韦。

（4）对症及支持治疗。保证能量供给，维持水、电解质及酸碱平衡，纠正循环障碍。

七、预防

加强围生期保健，严格执行消毒隔离制度，加强新生儿喂养指导与护理。

第三章　新生儿病情评估与重症监护

第一节　一般情况评估

一、新生儿行为能力的评估

新生儿行为能力测定常选用新生儿神经行为测定表，适用于足月儿或矫正月龄满40周的早产儿，能早期发现脑损伤，也可作为观察治疗效果和反映康复程度的指标。

测定时须将患儿置于安静、光线偏暗的环境中，避免声、光或操作的刺激，在喂完奶后1 h左右为宜。

测量内容：新生儿神经行为测定表（20个项目）分5个部分：①行为能力；②被动肌张力；③主动肌张力；④原始反射；⑤一般反应。满分40分，多次评估可取最优分数。

二、疼痛评估

（一）新生儿疼痛量表

新生儿疼痛量表为多维疼痛评估工具，用于评估早产儿和足月儿（生后6周内）的操作性疼痛，包括面部表情、哭闹、呼吸形态、活动（上、下肢）和觉醒状态。分值越高表示越疼痛。

（二）早产儿疼痛量表

早产儿疼痛量表用于评估早产儿的急性疼痛，为多维疼痛评估工具，包括7个条目：行为指标3项（面部动作：皱眉、挤眼、鼻唇沟加深），生理指标2项（心率和血氧饱和度），背景内容2项（胎龄和行为状态）。该表用于评估急性操作性疼痛和术后疼痛有较好的信度与效度。

（三）新生儿面部编码系统

新生儿面部编码系统为单维疼痛评估工具，包括皱眉、挤眼、鼻唇沟加深、张口、嘴垂直伸展、嘴水平伸展、舌绷紧（呈杯状）、下颌颤动、缩唇（发"O"音）、伸舌（仅用于评估胎龄≤32周的早产儿）等10项。每项1分，总分10分（足月儿9分），分值越高表示疼痛越严重。

三、营养评估

营养评估包括生长评估、摄入评估、实验室评估和临床评估等。通过营养评估可及时发现新生儿喂养过程中的问题，如营养缺乏、生长迟缓、喂养困难和不适宜的营养状态。

（1）生长评估。生长评估包括体重、身长和头围。

（2）摄入评估。评估每日摄入的营养情况：营养途径（胃肠内、胃肠外）、摄入液量和主要营养物质。

（3）实验室评估。常用于检测新生儿代谢状态、电解质和微量元素等。

（4）临床评估。临床评估包括喂养耐受性、影响营养治疗的主要疾病和营养缺乏症状的评估。

第二节　专科评估

一、外观评估

（一）头、面、颈部

1. 头部

（1）检查新生儿头皮情况，有无缺损、破溃、伤痕，有无头皮血肿或水肿。

（2）测量头围，注意有无颅骨骨折、软化、缺损和脑组织膨出等。

（3）检查新生儿前后囟门和骨缝情况。测量囟门对边中点连线的长度作为测量数据。检查骨缝有轻微重合或分开为正常。

2. 面部

①五官有无异常或缺失；②检查眼距、瞳孔大小和对光反射，有无充血、分泌物等；③双耳是否对称，耳郭是否正常；④鼻的外观是否正常，鼻中隔、鼻唇沟、鼻孔等有无异常；⑤口唇是否颜色正常，有无唇腭裂。

3. 颈部

外观是否正常，有无破损，有无肿块等。

（二）胸部

检查新生儿胸部外观有无异常，双侧胸廓是否对称，观察呼吸时胸廓有无异常活动。触诊初步检查有无肋骨骨折、锁骨骨折，脊柱有无异常等情况。

（三）腹部

检查新生儿腹部外观有无异常，测量腹围，检查腹部是否膨隆，有无腹胀，腹部血管有无充血显露。听诊有无肠鸣音，警惕腹部急症。观察脐部情况，有无渗血、渗液、脓性分泌物，脐轮是否红肿。若有留置胃管，应密切观察引流情况，并留意新生儿大便情况，警惕肠梗阻的发生。

（四）外生殖器

检查新生儿外生殖器有无外观异常，男婴注意检查双侧睾丸情况，及时清理皮肤褶皱处的胎脂，并密切观察新生儿小便情况有无异常。

（五）四肢

检查新生儿四肢有无指/趾缺失，四肢、关节处有无骨折或畸形，四肢活动是否自如，肌张力是否正常。

二、皮肤黏膜的评估

检查新生儿全身皮肤的情况。新生儿皮肤发育不成熟，抵抗外界应激的能力较差，日常工作中应仔细护理。若发现新生儿皮肤颜色异常，应给予警惕。

三、产伤的评估

分娩过程是一个复杂且难以掌握的过程，分娩过程中的机械因素对胎儿或新生儿造成的损伤就是产伤。常见的引起产伤的因素如巨大儿、母亲体型过小或肥胖、异常胎先露、分娩方式、骨盆异常等。产伤带给新生儿的伤害包括软组织损伤、骨骼损伤和神经内脏的损伤。

（1）软组织损伤。常见形式为局部肿胀、瘀斑和皮下脂肪坏死。多见于胎先露部位，边界常不清，好发于头部、面部、背部、大腿、臀部等。头部损伤严重的可引起头部血肿，甚至发生蛛网膜下腔出血。

（2）骨骼损伤。好发于锁骨、肱骨、股骨和颅骨，锁骨骨折最为常见。查体时患侧肢体活动减少、单侧拥抱反射消失。

（3）神经内脏的损伤。分娩过程中过度牵拉或挤压常可导致新生儿神经损伤，偶尔可见内脏损伤，常见的是臂丛神经损伤、面神经损伤和膈神经损伤。

四、心血管系统评估

新生儿离开母体后，脐带不再作为胎儿与母体循环的通道，新生儿心血管系统的功能影响着新生儿的血液循环。因此，对新生儿心血管系统的评估可了解新生儿血液循环情况。心血管系统的评估主要包括心率、血压和灌注情况。

（一）心率

安静状态下新生儿心率应波动在 120 ~ 140 次 /min。

出生后 48 h 内新生儿常出现四肢发绀，大多是由于保暖不足导致的。

（1）心动过缓：心率 < 100 次 /min。偶尔出现的心动过缓较多见于早产儿呼吸暂停；当发生脑室出血或惊厥微小发作时，出现的间断心动过缓则不伴随呼吸暂停；若持续发生心动过缓，则可考虑严重的呼吸系统疾病如肺炎、肺透明膜病、支气管及肺发育不良等。

（2）心动过速：心率在 160 ~ 180 次 /min。持续的心动过速是心力衰竭的早期表现，常见于发热、贫血、缺氧等情况；还可提示早期的血容量不足、低血糖、感染等情况。

（3）心律失常：可见于器质性心脏病、严重的缺氧、电解质紊乱等。

（二）血压

血压的测量方法与成年人相同。正常情况下，足月儿收缩压一般 50 ~ 80 mmHg，舒张压一般 30 ~ 50 mmHg，平均动脉压 40 ~ 60 mmHg，具体还应结合新生儿体重、日龄等因素。早产儿血压与体重有关。胎龄为 26 ~ 32 周时，平均动脉压数值与胎龄值近似；体重 < 800 g 时，则平均动脉压低于胎龄值。测量无创血压时，应注意对新生儿测量袖带的选择，不合适的袖带将引起血压测量数值的误差。

（三）灌注

正常新生儿毛细血管再充盈时间 < 3s，若 > 3s 则提示外周灌注差。

五、呼吸系统评估

离开母体后，新生儿开始通过自身呼吸系统供给生命活动所需要的氧气，因此及时对新生儿呼吸功能进行评估，可了解新生儿适应这个生理过程的情况。

新生儿呼吸评估：①首先评估新生儿在娩出过程中有无窒息，有无羊水误吸；②呼吸道是否通畅。护士应对新生儿的呼吸频率、节律、双侧胸廓起伏、呼吸音等方面进行评估。

（一）呼吸频率

正常情况下安静呼吸时不费力，频率为 40 ~ 60 次 /min，周期规律。

（1）呼吸急促：安静状况下呼吸频率 > 60 次 /min，出现"三凹征"，提示呼吸窘迫、败血症、心力衰竭等。

（2）呼吸缓慢：安静状态下呼吸频率 < 30 次 /min，是严重呼吸衰竭的表现。

（3）呼吸暂停：呼吸停止时间 > 20 s，伴随心率下降，肌张力下降等。

（4）呼吸困难：呼吸频率、节律、深浅度发生变化，伴有"三凹征"、呻吟、鼻翼扇动等表现，可见于严重的呼吸系统疾病或中枢神经系统疾病。

（5）不对称胸廓运动：见于先天性膈疝、膈神经损伤、气胸及肺部病变等。

（二）呼吸音

（1）正常情况：呼吸音清且双侧对称。

（2）异常情况：胸部听诊闻及肠鸣音提示先天性膈疝；湿啰音提示呼吸窘迫，伴有痰液；干啰音提示大气道阻塞；胸部摩擦音提示胸腔积液或炎症；喘鸣音提示上呼吸道部分阻塞；哮鸣音提示存在呼吸窘迫。

六、神经系统评估

正常新生儿有吸吮反射、握持反射、竖颈反射、拥抱反射、踏步反射和巴宾斯基反射等。当这些原始反射增强或减弱，应警惕神经系统方面的问题。进行神经系统评估时应使患儿处于安静觉醒状态。

（一）吸吮反射

将乳头或手指放在新生儿唇间或口内，则会引发新生儿吸吮动作。

（二）握持反射

检查者手指经尺侧伸进其手掌心，新生儿自主抓握。

（三）竖颈反射

新生儿置于仰卧位，检查者双手握住新生儿双上臂和胸部乳头及肩胛骨下方，匀速缓慢拉起新生儿从仰卧到坐位，观察其颈部屈伸肌收缩及试图竖起头的努力，记录坐直位时头竖立的秒数。

（四）拥抱反射

新生儿置于仰卧位，检查者拉起新生儿的双手上提，使新生儿颈部离开检查桌面 2～3 cm，但新生儿的头仍后垂于桌面上，突然放下新生儿的双手，恢复其仰卧位，由于颈部位置的突然变化引出拥抱反射。

七、消化系统评估

新生儿喂养问题是新生儿出生后家长需要面对的一个重要问题，营养管理也是影响新生儿生长发育的重要手段。营养管理的目的是促进生长发育，预防营养缺乏和营养过剩。新生儿消化系统的发育及功能直接决定营养管理的结果，所以早期实施新生儿消化功能的评估可以为新生儿营养管理提供依据。

（1）影响新生儿消化功能的因素：①吸吮吞咽功能；②胃的吸收和排空；③肠道的吸收和蠕动；④营养液的质量。当发生喂养不能耐受时新生儿常出现腹胀、呕吐、大便异常（包括大便频次和性状）。

（2）胃内容物残余量检查：注意检查时动作轻柔，避免损伤胃黏膜。

（3）腹部体征：常表现为腹部膨隆，体重小的新生儿可见肠型；触诊检查腹部张力是否增高，有无压痛；听诊检查肠鸣音有无异常。

（4）检查新生儿有无呕吐，呕吐物的颜色、性状（是否伴有胆汁）、量（观察呕吐量占喂养量的比例）有无异常。

（5）大便隐血：新生儿胃肠道黏膜功能较弱，喂养不当时常伴随胃肠黏膜充血、出血，应及时检查大便隐血，尽早发现出血情况。但应排除留置胃管、羊水及血液吞咽、灌肠、出血性疾病等因素引起的隐血阳性。

八、内环境的评估

新生儿由于生理和解剖的原因，较易发生内环境紊乱，内环境的评估是危重新生儿诊治的重要内容，在新生儿病情观察和预后判断等方面有重要的指导意义。主要包括糖代谢评估、电解质代谢评估和酸碱平衡的评估。

（一）糖代谢评估

1. 新生儿低血糖

新生儿低血糖是指新生儿的血糖低于正常新生儿血糖的低值。目前临床采用的标准是无论胎龄和日龄，血糖值≤ 2.2 mmol/L 即可诊断；血糖值≤ 1.5 mmol/L，伴有或不伴有低血糖相关症状，即可诊断严重低血糖；但临床应用中血糖值≤ 2.6 mmol/L 即需要临床干预。

2. 新生儿高血糖

新生儿高血糖是指新生儿血糖升高，可伴有脱水、体重下降、消瘦、多尿等高血糖症状。目前临床使用的标准是全血血清葡萄糖浓度＞ 7.0 mmol/L，血清葡萄糖浓度＞ 8.40 mmol/L。

（二）电解质代谢评估

新生儿容易发生电解质失衡等内环境紊乱，由于血清钾浓度对心肌细胞的影响显著，临床工作者应重视血清钾浓度的异常情况，及时予以纠正。

（1）低钠血症是指血清钠浓度＜ 130 mmol/L，是由各种原因引起的低钠和（或）水潴留导致的一系列临床症状。可分为失钠性低钠血症和稀释性低钠血症。患儿可有易激惹、烦躁等不典型的临床表现。低钠血症可根据低钠的程度作出分级。

（2）高钠血症是指血清钠浓度＞ 150 mmol/L，是由各种原因引起的钠过多和（或）水不足导致的一系列临床症状。患儿可出现烦躁、少尿、缺水等表现。

（3）低钾血症是指血清钾浓度＜ 3.5 mmol/L，可因钾摄入量不足或丢失量过大引发。主要会引起心脏、神经肌肉和消化道系统的临床症状。

（4）高钾血症是指血清钾浓度＞ 5.5 mmol/L，可因钾摄入过多、急性肾功能衰竭、肾上腺素异常分泌等引发。主要表现为心脏和神经肌肉的症状，不易观察发现。

（5）低钙血症是指血清钙浓度＜ 1.8 mmol/L 或游离钙＜ 0.9 mmol/L。常见于甲状旁腺功能低下导致甲状旁腺激素分泌不足。低钙血症易引发患儿烦躁不安、手足搐搦、惊厥等表现。

（6）高钙血症是指血清钙浓度＞ 2.75 mmol/L 或游离钙＞ 1.4 mmol/L。缺乏典型的临床表现。

（7）低镁血症是指血清镁浓度＜ 0.6 mmol/L。常伴发低钙血症。主要表现为神经肌肉兴奋性增高。

（8）高镁血症是指血清镁浓度＞ 1.1 mmol/L。

（9）低磷血症是指足月儿血清磷浓度＜ 1.5 mmol/L，早产儿血清磷浓度＜ 1.0 mmol/L。

临床表现不明显。

（10）高磷血症是指血清磷浓度 > 2.26 mmol/L。临床表现不明显。

（三）酸碱平衡的评估

人体内酸碱平衡的调节主要是靠体内 H^+ 浓度的变化，正常人体内细胞外液 pH 值为 7.35 ~ 7.45。人体代谢过程中，会不断产生酸性和碱性的代谢产物，却不会造成大的 pH 值波动，机体功能也因此得到维持。评估酸碱平衡主要通过动脉血气检查结果。动脉血气常用 pH 值、$PaCO_2$、标准碳酸氢盐和实际碳酸氢盐这几个指标。

（1）pH 值是反映血液 H^+ 浓度情况的最直接指标。当体内发生酸碱失衡时，机体能通过体液调节代偿纠正失衡，但当 pH 值明显异于正常时，表示代偿不完全或失代偿，应及时给予临床干预，及时纠正。

（2）$PaCO_2$ 是指血浆中溶解的二氧化碳所产生的张力。正常值:35 ~ 45 mmHg，临床可接受的范围是 30 ~ 50 mmHg。

（3）标准碳酸氢盐是全血在 37 ℃、血红蛋白完全氧合的情况下，平衡氧分压为 40 mmHg 的血浆所需消耗的 HCO_3^- 的含量，正常值为 22 ~ 26 mmol/L。实际碳酸氢盐是患者实际测得血浆 HCO_3^- 的含量，正常值为 22 ~ 26 mmol/L。标准碳酸氢盐受呼吸因素的影响，尤其受血浆氧分压的高低的影响，而实际碳酸氢盐则不受影响。

第三节 新生儿重症监护

一、新生儿重症监护的特点

1. 较强的人员配置

新生儿重症监护医疗工作由各级训练有素的专职医护人员承担，他们技术熟练、职责分明，有独立抢救应急能力，责任心强。此外，还需有各类小儿分科专家如麻醉科、小儿外科、放射科、心血管专家及呼吸治疗师等参与工作。

2. 精良的医疗设备

除了训练有素的医护人员对患儿直接观察监护外，还配有各种先进监护装置，用系列电子设备仪器对患儿生命体征、体内生化状态、血氧、二氧化碳等进行持续或系统的监护，并集中了现代化精密治疗仪器以便采取及时相应的治疗措施，对患儿全身各脏器功能进行特别的护理，尽快使患儿转危为安或防止突然死亡。

3. 具有对重危新生儿的转运能力

人口稠密地区建立的区域性新生儿重症监护室（NICU），承担重危新生儿的转运、接纳任务；对所属地区Ⅰ、Ⅱ级医院进行业务指导及培训教育，并负责协调所属地区围生期产、儿科及护理会诊工作，保持与高危产妇集中的产科单位密切联系，以便直接参加产房内高危儿的抢救复苏工作，并将其转入 NICU。

4.进行继续教育的能力

NICU 应与地区协作网建立密切联系，向基层普及新生儿救治技术。对出院患儿进行定期随访，及时干预，以减少或减轻伤残的发生和发展。NICU 专业医生又应进行跨学科技术、理论研究，以推动新生儿急诊医学的发展；能开展围生期及新生儿理论实践进展的各种形式的继续教育学习班。目前，各地有省级继续教育学习班及国家级继续教育学习班可供选择，此类学习班常将理论授课与实际操作相结合，同时介绍国内外最新进展，它们在很大程度上促进了我国新生儿学科的发展。

二、新生儿重症监护的设备与仪器

近年来，随着电子技术的发展，NICU 的监护设施种类及功能有了较大的发展，这使得对新生儿的监护更精确可靠，治疗更为有效和合理。NICU 中常用的监护电子设备及抢救治疗设备如下。

（一）生命体征监护

1.心率呼吸监护仪

心率呼吸监护仪是 NICU 最基本的监护设备。通过连接胸前或肢体导联，监护及显示心率、心电波形。根据心电波形尚可粗略观察心律失常类型。通过胸部阻抗随呼吸变化原理监测及显示呼吸次数（需用胸前导联）。该仪器一般可设置心率、呼吸频率过快或过慢报警，并具有呼吸暂停报警功能。所有重危患儿都要持续进行心电及呼吸监护。心电监护能发现心动过速、过缓、心搏骤停及心律失常等，但不能将荧光屏上显示的心电波形作为分析心律失常及心肌缺血性损害的标准用；监护仪具有显示屏，可调节每次心跳发出声音的大小和心率高、低报警。通过心电监护可测知心率、察看心电波形，以它和患儿的脉搏比较可分辨出报警系患儿本身心率过缓或过速，或由于伪差（如导联松脱）所致。胸前导联传感器由 3 个皮肤生物电位电极组成。NICU 多采用左、右胸电极加右腋中线胸腹联合处导联电极。左、右胸前或左胸前，右腋中线胸腹联合处常是呼吸信号的采集点，两处不宜靠得太近，以免影响呼吸信号质量。心率呼吸监护仪用前需先将导电糊涂在干电极上，打开电源，调好声频讯号至清楚听到心搏，并将心电波形调至合适大小，设置好高、低报警值（常分别设在 160 次 /min 和 90 次 /min）。应用时电极位置必须正确，导联电极必须粘贴于皮肤使不松脱。当需要了解过去一段时间内心率变化，可按趋向键，此时荧光屏上会显示 2 h、4 h、8 h、24 h 等时间内心率快慢变化趋向图形，也有监护仪可储存心律失常波形，供回忆分析。

2.呼吸监护仪

呼吸监护仪一般监护呼吸频率、呼吸节律、呼吸幅度、呼吸暂停等。

（1）呼吸运动监护仪：监护呼吸频率及呼吸暂停用，其原理为通过阻抗法监测呼吸运动，与心电监护电极相连，从呼吸时胸腔阻抗的周期性变化测定呼吸间隔并计算出呼吸频率，然后将电信号传送至示波器分别显示呼吸幅度、节律，并以数字显示瞬间内每分钟呼吸次数。应用时必须设好呼吸暂停报警时间，一般设于15～20 s。

（2）呼吸暂停监护仪：仅用作呼吸暂停发作监护。该仪器的传感器置于新生儿保暖箱的床垫下（床垫厚约5 cm），感受其呼吸脉冲信号，当呼吸暂停超过所设置的限度时，仪器发出报警。传感器必须置于能感受到患者呼吸的正确位置，即患者肩胸部；体重低于1 000 g者因呼吸运动过弱，监护仪可能测不到信号，可将传感器盖上数层布后再置于褥垫上以感受超低体重儿的微弱呼吸运动。

3. 血压监护

可采用无创或有创方法进行。传统的听诊法不适合新生儿；触诊法在血压较低时常不能获得满意结果。目前多采用电子血压计。它同时监测脉率及血压（包括收缩压、舒张压、平均动脉压）。电子血压计配有特制大小不等袖带，以适合足月儿或早产儿。新生儿袖带宽度应为肩至肘关节长的2/3。压力袖带包绕臂或大腿时，袖带上的箭头要正对脉搏搏动处。根据病情需要可设定测量，亦可随时按压起始键进行测量。仪器能设收缩压、舒张压、平均动脉压及心率的报警值。测量时血压计上显示的心率数应与心电监护仪上显示的心率数相符，当患者灌注不良处于休克、收缩压与舒张压差值小时，只能显示平均动脉压而不显示收缩压及舒张压。当使用不当或患者灌注不良时，仪器可显示相应的提示信息，以便做出调整进行重新测定。

创伤性直接测压法是将测压管直接置于被测量的系统内，如桡动脉。由监护仪中的中心处理系统、示波器及压力传感器及测压管组成。通过测压管，将被测系统（如动脉）的流体静压力传递至压力传感器。常用的石英传感器利用压电原理可将压力信号转化为电信号，输入监护仪的压力监测模块进行处理，最终显示压力波形及收缩压、舒张压、平均压读数。使用时应设定收缩压、舒张压、平均压和心率的报警范围；系统连接后应进行压力零点校正再行测量。通过该方法测定的压力较为可靠，适用于四肢明显水肿、休克等不能进行无创血压测定的新生儿。通过波形的显示可较直观、实时地反映压力的变化趋势，是危重新生儿抢救的重要监测手段之一。新生儿在脐动脉插管的情况下，采用直接测压法比较方便；也可用桡动脉。直接持续测压法的主要缺点是其具有创伤性，增加了出血、感染等机会。为保证血压及中心静脉压测定读数的准确性，应注意将压力传感器置于心脏水平位，传感器与测压装置的穹隆顶盖间无空气泡，导管通路必须通畅，无空气泡及血凝块。

4. 体温监测

可通过测定皮肤、腋下、直肠及鼓膜温度进行体温监测。鼓膜温度可采用红外线方法进行测定，它能较准确地反映中心体温，是寒冷损伤时体温评估，及新生儿缺氧缺血性脑损伤进行亚低温头部选择性降温治疗时的无创伤性监测手段之一。

（二）氧合或通气状态的评估

1. 氧浓度分析仪

氧浓度分析仪可测定吸入氧浓度，读数范围为 21% ~ 100%。测量时将探头置于头罩、呼吸机管道内以了解空气氧混合后实际吸入的氧浓度，指导治疗。

2. 经皮氧分压测定仪和经皮二氧化碳分压测定仪

经皮氧分压（$TcPO_2$）测定仪传感器由银制阳极、铂制阴极（Clark 电极）以及热敏电阻和加热器组成。传感器上须盖有电解质液和透过膜，加热皮肤表面（常为 43 ~ 44 ℃），使传感器下毛细血管内血液动脉化，血中氧自皮肤透过后经膜在传感器发生反应产生电流，经处理后显示氧分压数。应用时传感器应放置在患儿体表，既避开大血管，但有良好毛细血管网的部位，如上胸部、腹部。不要贴于活动肢体，以免影响测定结果。该法为无创伤性的，能持续监测、指导氧疗。

经皮二氧化碳分压（$TcPCO_2$）监护仪由对 pH 值敏感的玻璃电极及银 / 氧化银电极组成。利用加热皮肤表面传感器（常为 43 ~ 44 ℃），使二氧化碳自皮肤透过后经膜在传感器发生反应，经处理后显示二氧化碳分压数，进行连续监测。

经皮氧及二氧化碳分压测定仪的特点是能直接、实时反映血氧或二氧化碳分压水平，减少动脉血气分析的采血次数，指导氧疗；在新生儿持续肺动脉高压的鉴别诊断时，采用不同部位（上、下肢）的经皮血氧分压差，可评估动脉导管水平的右向左分流。其缺点是检测探头每 3 ~ 4 h 需更换位置一次，以免皮肤烫伤；使用前及每次更换探头时，必须进行氧及二氧化碳分压校正。目前已有将 $TcPO_2$ 和 $TcPCO_2$ 测定制成同一探头，同时相应校正的自动化程度也有提高，便于使用。

3. 脉率及血氧饱和度仪

该仪器的出现极大地方便了新生儿（尤其是极低体重儿）的监护，使临床取血检查的次数大为减少，同时减少了医源性失血、感染等发生机会。它能同时测定脉率及血氧饱和度，为无创伤性的、能精确反映体内氧合状态的监护仪。传感器由 2 个发光二极管发出特定波长的光谱，光波通过搏动的毛细血管床后到达感光二极管。由于氧合血红蛋白与还原血红蛋白对每一种波长的光波吸收量不同，根据光波吸收情况经机器内微机处理后算出血氧饱和度。常用传感器有指套式、夹子式及扁平式等种类，可置于新生儿拇指 / 趾等位置。机器显示脉冲光柱或搏动波形，显示血氧饱和度值，同时显示脉率数。使用时必须将传感器上光源极与感光极相对，切勿压绕过紧，开机后设好上下限报警值后仪器即显示脉率与血氧饱和度值。应用该仪器者应正确掌握氧分压、氧饱和度与氧离曲线的关系；各种影响氧离曲线的因素，如胎儿或成人型血红蛋白、血 pH 值、二氧化碳分压等都会影响特定氧分压下的血氧饱和度。在较高血氧分压时，氧离曲线变为平坦，此时的氧分压变化而导致的血氧饱和度变化较小，故该仪器不适合于高氧分压时的监护；当组织灌注不良时，测得血氧饱和度值常偏低或仪器不能捕捉到信号；当婴儿肢体过度活动时显示的血氧饱和度及心率常因干扰而不正确，故观察血氧饱和度读数应在安静状态下，当心率显示与心电监护仪所显示心率基本一致时取值。新生儿氧疗时，尤其早产儿应将血氧饱和度维持在 85% ~ 95%，此时的氧分压在 50 ~ 70 mmHg，可减少早产儿视网膜病的发生机会。

（三）中心静脉压监测

中心静脉压与右心室前负荷、静脉血容量及右心室功能等有关。将导管自脐静脉插入至下腔静脉后，血管导管与传感器相连，再按有创动脉测压步骤操作，即能显示中心静脉压。中心静脉压监测用于休克患者，以便根据中心静脉压进行补液指导。

（四）无创伤性颅内压监测

目的是了解在颅内出血、脑水肿、脑积水、机械通气时颅内压的急性变化及其对治疗的反应，以便临床对其急剧变化做出处理。新生儿及小婴儿在前囟门未闭时可将传感器置于前囟作无创伤性颅内压力监测。测定时，婴儿取平卧位，头应保持与床呈水平位，略加固定，剃去前囟部位头发，将传感器贴于前囟即能测得颅内压读数。

（五）监护仪的中央工作站

将多个床边监护仪连接于中央监护台，在护士站集中反映各监护床单位的信息，包括心率、呼吸、血压、氧饱和度、体温等，这在成人的 ICU 已有普遍的应用，近年来在部分 NICU 也采用了该技术。但应强调，在新生儿监护室，床边监护、直接观察甚为重要，而中心监护系统的作用意义不大。

（六）体液及生化监护

如红细胞比容、血糖、血清电解质、血胆红素、渗透压及血气分析等可在 NICU 中完成。

（七）其他监护室常用设备

（1）床边 X 射线机：为呼吸治疗时不可缺少的设备，对了解心、肺及腹部病情，确定气管插管和其他置管的位置，了解相关并发症，评估疗效等都有很好的作用。床边 X 射线机的功率不可太低，若功率太低可因患儿移动而影响摄片质量。

（2）透光灯：常由光源及光导纤维组成，属于冷光源；主要用于诊断的照明，如在气胸时通过胸部透照可发现光的散射，作出床边的无创性诊断；也可用于桡动脉穿刺的照射，以寻找桡动脉，引导穿刺。

（3）电子磅秤：用于体重的精确测定，也用于尿布的称重以估计尿量。

（4）食管 pH 监测仪：用于胃 – 食管反流、呕吐及呼吸暂停的鉴别诊断。

（5）床边超声诊断仪：NICU 新生儿常因病情危重或人工呼吸机应用，需床边进行超声检查，以明确先天性畸形、颅内出血、胸腹脏器变化等形态学改变；通过多普勒方法还可了解血流动力学改变、脏器血流及肺动脉压力等以指导治疗。由于新生儿的体表较薄，采用超声仪的探头频率宜高，如 5 ~ 7 MHz，以提高影像的分辨率。

（6）肺力学监护：常用于呼吸机治疗时的监测。以双相流速压力传感器连接于呼吸机管道近患者端进行持续监测气体流速、气道压力，通过电子计算机显示出肺顺应性、潮气量、气道阻力、每分通气量、无效腔气量，并能描绘出压力容量曲线。通过肺力学监测能更准确指导呼吸机参数的调节，减少肺部并发症的发生。

（7）呼气末二氧化碳监测仪：常结合人工呼吸应用，以监测患儿的通气状态。

第四章　神经肌肉系统疾病

第一节　癫痫

癫痫是一组反复发作的脑神经元异常过度、同步化放电所致的暂时性中枢神经系统功能失常的慢性脑疾病。儿童是癫痫的发病高峰年龄期，其中男性最为明显，9岁以前发病者接近50%，9岁以后发病率随年龄增大而下降。不仅如此，癫痫的发病率还与性别有关，男性的患病率与发病率均明显高于女性。我国城市调查表明，男女发病率和患病率之比均为1.3：1。

一、癫痫发作

癫痫发作是脑神经元异常放电引起的发作性脑功能异常。发作大多短暂并有自限性、重复性。由于异常放电所累及的脑功能区不同，临床可有多种发作表现，包括局灶性或全身性的运动，感觉异常，或行为认知，自主神经功能障碍。全身性发作时涉及较大范围皮质功能障碍，往往伴有不同程度的意识障碍。结合发作时的临床表现和相伴随的脑电图特征，国际抗癫痫联盟最早于1981年提出对发作类型进行国际分类，该国际分类不断推陈出新，是临床工作的重要指南。

二、分类与病因

（一）分类

根据病因，可粗略地将癫痫分为三大类。

（1）特发性癫痫又称原发性癫痫，是指由遗传因素决定的长期反复癫痫发作，不存在症状性癫痫可能性者。

（2）症状性癫痫又称继发性癫痫，痫性发作与脑内器质性病变密切关联。

（3）隐源性癫痫虽未能证实有肯定的脑内病变，但很可能为症状性者。

（二）病因

随着脑的影像学和功能影像学技术发展，近年对癫痫的病因有了重新认识。与遗传因素相关者占癫痫总病例数的20%～30%，故多数（70%～80%）患儿为症状性或隐源性癫痫，其癫痫发作与脑内存在或可能存在的结构异常有关。国内有报道0～9岁小儿症状性癫痫的病因是：围生期损伤占21.0%，脑发育不良占18.9%，颅内感染占10.5%，脑外伤占9.0%，颅内软化灶占8.4%，海马病变占4.9%，脑肿瘤占 2.8%，脑血管病占 2.1%，其他占 22.4%。

1. 脑内结构异常

先天或后天性脑损伤可产生异常放电的致痫灶或降低痫性发作阈值，如各种脑发育畸形、染色体病和先天性代谢病引起的脑发育障碍、脑变性和脱髓鞘性疾病、宫内感染、肿瘤、颅内感染、产伤或脑外伤后遗症等。

2. 遗传因素

癫痫遗传方式包括单基因遗传、多基因遗传、染色体异常。过去主要依赖连锁分析和家族史来认定其遗传学病因。近年依靠分子生物学技术，至少有 10 种特发性癫痫或癫痫综合征的致病基因得到克隆确定，其中大多数为单基因遗传，系病理基因致神经细胞膜的离子通道功能异常，降低了痫性发作阈值而患病。

3. 诱发因素

许多体内、外因素可促发癫痫的临床发作，如遗传性癫痫常好发于某一特定年龄阶段，有的癫痫则主要发生在睡眠或初醒时；女性患儿青春期来临时易有癫痫发作或加重等。此外，饥饿、疲劳、睡眠不足、过度换气、预防接种等均可能成为某些癫痫的诱发因素。

三、临床表现

（一）局灶性（部分性、局限性）发作

1. 单纯局灶性发作

发作中无意识障碍，也无发作后不适现象。持续时间平均 10 ~ 20 s，其中以局灶性运动性发作最常见，表现为面、颈或四肢某部分的强直或阵挛性抽动，特别易见头、眼持续性同侧偏斜的旋转性发作。年长儿可能会诉说发作初期有头痛、胸部不适等先兆。有的患儿于局限性运动发作后出现抽搐后肢体短暂麻痹，持续数分钟至数小时消失。局灶性感觉发作（躯体或特殊感觉异常）、自主神经性发作和局灶性精神症状发作在小儿时期少见，部分与其年幼无法表达有关。

2. 复杂局灶性发作

见于颞叶和部分额叶癫痫发作。可从单纯局灶性发作发展而来，或一开始即有意识部分障碍伴精神行为异常。50% ~ 75% 的儿科病例表现为意识混浊情况下自动症，如吞咽、咀嚼、解衣扣、摸索行为或自言自语等。少数患者表现为发作性视物过大或过小、听觉异常、冲动行为等。

3. 局灶性发作演变为全面性发作

由单纯局灶性发作或复杂局灶性发作扩展为全面性发作。

（二）全面性发作

全面性发作指发作中两侧半球同步放电，均伴有程度不等的意识障碍。

1. 强直阵挛发作

强直阵挛发作是临床常见的发作类型，包括原发性以及从局灶性扩展而来的继

发性全面性强直阵挛发作。发作主要分为两期：①开始为全身骨骼肌伸肌或屈肌强直性收缩伴意识丧失、呼吸暂停与发绀，即强直期。②紧接着全身反复、短促的猛烈屈曲性抽动，即阵挛期。常有头痛、嗜睡、疲乏等发作后现象。发作期脑电图呈全脑棘波或棘慢复合波放电，继发性者从局灶放电扩散到全脑。部分年长儿能回忆发作前先有眼前闪光、胸中一股气向上冲等先兆，直接提示继发性全面性癫痫的可能性。

2. 失神发作

①典型失神发作：发作时突然停止正在进行的活动，意识丧失但不摔倒，手中物品不落地，两眼凝视前方，持续数秒钟后意识恢复，对刚才的发作不能回忆，过度换气往往可以诱发其发作。脑电图有典型的全脑同步 3 Hz 棘慢复合波。②非典型失神发作：与典型失神发作表现类似，但开始及恢复速度均较典型失神发作慢，脑电图为 1.5 ~ 2.5 Hz 的全脑棘慢复合波。多见于伴有广泛性脑损害的患儿。

3. 肌阵挛发作

为突发的全身或部分骨骼肌触电样短暂（0.2 s）收缩，常表现为突然点头、前倾或后仰，而两臂快速抬起。重症者致跌倒，轻症者感到患儿"抖"了一下。发作中通常伴有全导棘慢或多棘慢波暴发。大多见于有广泛性脑损伤的患儿。

4. 阵挛性发作

仅有肢体躯干或面部肌肉节律性抽动而无强直发作成分。

5. 强直性发作

突发的全身肌肉强直收缩伴意识丧失，使患儿固定于某种姿势 5 ~ 20 s 或更长。常见到角弓反张、伸颈、头仰起、头躯体旋转或强制性张嘴、睁眼等姿势。通常有跌倒和发作后症状。发作间期脑电图背景活动异常，伴多灶性棘慢或多棘慢波暴发。

6. 失张力发作

全身或躯体某部分的肌肉张力突然短暂性丧失伴意识障碍。全身性失张力发作者表现为患儿突然跌倒，头着地甚至头部碰伤。部分性失张力发作者表现为点头样或肢体突然下垂动作。脑电图见节律性或不规则、多灶性棘慢复合波。

7. 痉挛

这种发作最常见于婴儿，表现为同时出现点头、伸臂（或屈肘）、弯腰、踢腿（或屈腿）或过伸样等动作，其肌肉收缩的整个过程为 1 ~ 3 s，肌收缩速度比肌阵挛发作慢，持续时间较长，但比强直性发作短。

（三）癫痫（或惊厥）持续状态和儿童常见癫痫综合征

1. 癫痫（或惊厥）持续状态

凡一次性癫痫发作（或惊厥发作）持续 30 min 以上，或反复发作而间歇期意识无好转超过 30 min 者，均称为癫痫或惊厥持续状态。各种癫痫发作均可发生持续状态，但临床以强直阵挛持续状态最常见。

2. 儿童常见癫痫综合征

大多数癫痫患儿均以前述某一种发作类型为其主要临床表现。全面性发作中，以原发性或继发性强直阵挛发作或阵挛性发作最常见。局灶性发作中以局灶性运动和复杂局灶性发作居多，后者又称颞叶癫痫。部分患儿因具有一组相同发作症状与体征，同属于某种特殊癫痫综合征，在治疗和预后的估计上有其特殊性。为此，国际抗癫痫联盟于2017年重新修订了癫痫和癫痫综合征的分类。以下介绍儿科常见的几种癫痫综合征。

（1）伴中央－颞区棘波的儿童良性癫痫：是儿童最常见的一种癫痫综合征，占儿童时期癫痫的15%～20%。约30%患者有类似家族史。多认为属常染色体显性遗传，但外显率低且有年龄依赖性。通常于2～14岁发病，9～10岁为发病高峰期，男孩略多于女孩。3/4的发作在入睡后不久及睡醒前。发作大多起始于口面部，呈局灶性发作，如唾液增多、喉头发声、不能主动发声或言语以及面部抽搐等，但部分患儿很快继发全身性强直阵挛发作伴意识丧失，此时才被家人发现，因此经常被描述为全身性抽搐。体检无异常。发作期间脑电图背景正常，在中央区和颞中区可见棘、尖波或棘慢复合波，一侧、两侧或交替出现，30%的患儿仅在睡眠记录中出现异常。本病预后良好，药物易于控制，生长发育不受影响，大多在12岁前停止发作，但不到2%的病例可能继续癫痫发作。

（2）儿童失神癫痫：大多于3～13岁发病，5～9岁为高峰，近2/3为女孩，有明显遗传倾向。表现为频繁的失神发作，一日数次甚至上百次。每次发作数秒钟，一般不超过30 s，因而不跌倒，也无明显体位改变。患儿对发作中情况不能回忆，无头痛、嗜睡等发作后症状，体格检查无异常。脑电图为特征性全部性棘慢复合波暴发，过度换气常可诱发特征脑电图暴发图形和临床发作。药物易于控制，预后大多良好。

（3）婴儿痉挛：本病以1岁前婴儿期起病（生后4～8月为高峰），频繁的痉挛发作、特异性高峰失律脑电图图形以及病后精神运动发育迟滞或倒退为其基本临床特征。痉挛发作主要表现为屈曲型、伸展型和混合型3种形式，但以混合型和屈曲型居多。屈曲型痉挛发作时，婴儿呈点头哈腰屈（或伸）腿状。伸展型发作时婴儿呈角弓反张样。痉挛多成串地发作，每串连续数次或数十次，动作急速，可伴有婴儿哭叫。常于思睡和睡醒时加重。高幅失律脑电图对本病诊断有价值，在不同步、不对称，并有暴发抑制交替倾向的高幅慢波背景活动中，混有不规则的多灶性棘波、尖波与多棘慢波暴发。睡眠记录更易获得典型高幅失律图形。其病因复杂，大致可分为隐源性和症状性两大类。后者是指发病前已有宫内、围生期或生后脑损伤证据，如精神运动发育迟缓、异常神经系统体征或头颅影像学改变等，治疗效果差，80%以上存在遗留智力低下。约20%的婴儿痉挛病例属隐源性，病前无脑损伤证据可循，若早期治疗40%患儿可望获得基本正常的智能和运动发育。

（4）Lennox–Gastaut综合征：本综合征以2～8岁起病、频繁而多样的发作形式、脑电图呈棘慢复合波（≤ 3 Hz）及智力运动发育倒退为基本特征。25% 以上有婴儿痉挛病史。一天内可同时有多种形式发作，其中以强直性最多见，其次为肌阵挛或失张力发作，还可有强直阵挛、不典型失神等。非快速眼动睡眠期较清醒时有更频繁发作。多数患儿的智力和运动发育倒退。脑电图显示在异常慢波背景活动上重叠 1.5 ~ 2.5 Hz 棘慢复合波及棘波节律。治疗困难，1/3 以上患儿对多种抗癫痫药物无效，是儿童期一种主要的难治性癫痫。

（5）全面性癫痫伴热性惊厥附加症（GEFS+）：近年，国际多数学者建议不再把热性惊厥（FS）诊断为癫痫，但认定为一种儿童时期常见的癫痫综合征 GEFS+。然而，与一般 FS 不同，GEFS+ 患儿在 6 岁后继续有频繁的、伴发热或无热的痫性发作，总发作次数超过一般 FS，甚至可达数十次（二至百余次）。小于 3 Hz 的棘慢复合波为本病的脑电图特征。GEFS+ 常有癫痫或 FS 家族史，一个家族中可有多种发作形式，多数仅表现为一般 FS，但部分患儿在 6 岁后继续频繁的 FS（强直阵挛性发作）发作，称为 FS+。

GEFS+ 的发生受遗传因素影响，一些人根据家系分析认定属常染色体显性遗传，由于不完全外显率，导致了临床各种表型。但有学者主张为复杂性多基因遗传，以此解释 GEFS+ 的表型异质性。

四、诊断

确立癫痫诊断，应力求弄清以下 4 个问题：①其发作究竟是否为痫性发作。②若系痫性发作，进一步弄清是什么发作类型，抑或属于某一特殊的癫痫综合征。③尽可能明确或推测癫痫发作的病因并对癫痫综合征、癫痫相关疾病进行诊断。④应对患儿的个体发育及相关脏器功能等进行检查和整体评估。

（一）相关病史

1. 发作史

癫痫患儿可无明显异常体征，详细而准确的发作史对诊断特别重要。癫痫发作应具有发作性和重复性这一基本特征。问清楚从先兆、发作起始到发作全过程，有无意识障碍，是局限性还是全身性发作，发作次数及持续时间，有无任何诱因，以及与睡眠的关系等。

2. 提示与脑损伤相关的个人与过去史

如围生期异常、运动及智力发育落后、颅脑疾病与外伤史等。

3. 家族病史

癫痫、精神病及遗传代谢病家族史。

（二）体格检查

尤其是与脑部疾患相关的阳性体征，如智力低下、瘫痪、锥体束征或各种神经皮肤综合征等。

（三）辅助检查

癫痫定位检查的方法分为 3 大类，即：①脑电生理检查，如各种脑电图；②脑形态学检查，如 CT、MRI 等；③脑功能显像，如脑代谢显像及脑神经受体显像。

1. 脑电图

脑电图是诊断癫痫最重要的检查方法，不仅对癫痫的确诊，而且对临床发作分型和转归分析均有重要价值。脑电图中出现棘波、尖波、棘慢复合波等痫样放电者，有利于癫痫的诊断。多数痫样波的发放是间歇性的，脑电图描记时间越长，异常图形发现率越高。若仅做常规清醒描记，脑电图阳性率不到 40%，加上睡眠等各种诱发试验可增至 70%。故一次常规脑电图检查正常不能排除癫痫的诊断，必要时可进一步做动态脑电图或录像脑电图，连续做 24 h 或更长时程记录，可使阳性率提高至 80% ~ 85%。若在长时程记录中出现"临床发作"，不仅能获得发作期痫性发放图形，还可弄清楚癫痫波发放的皮层起源区，区分原发与继发性癫痫。实时地观察"临床发作"录像，能更好确认发作类型。若"临床发作"中无癫痫发作脑电图伴随，癫痫发作的可能性就很小了。

2. 影像学检查

当临床表现或脑电图提示为局灶性发作或局灶 - 继发全身性发作的患儿，应做颅脑影像学包括 CT、MRI 检查。

五、鉴别诊断

（一）婴幼儿擦腿综合征

发作时婴儿双腿用劲内收，或相互摩擦，神情贯注，目不转睛，有时两上肢同时用劲，伴出汗。本病发作中神志始终清楚，面红而无苍白发绀，可随时被人为中断，发作期和发作间期脑电图正常，可与癫痫区别。

（二）婴幼儿疝气发作

多发生于 6 ~ 18 个月婴儿。典型表现是当遇到不愉快而引起啼哭时，立即出现呼吸停止、发绀和全身肌张力低下，可有短暂意识障碍，一般不超过 1 min。再现自主呼吸后随即一切恢复正常。与癫痫的区别在于本病明显以啼哭为诱因，意识丧失前先有呼吸暂停及发绀，脑电图无异常，随年龄增大发作逐渐减少，5 岁以后不再发作。

（三）睡眠障碍

1. 夜惊

常见于 4 ~ 7 岁儿童，属非动眼睡眠期的睡眠障碍。深睡中患儿突然坐起哭叫，表情惊恐，伴有瞳孔散大、出汗、呼吸急促等交感神经兴奋表现，不易唤醒，数分钟后即再度安静入睡，次日对发作无记忆。根据其发作的自限性，脑电图正常，可与癫痫区别。

2. 梦魇

以学龄前或学龄期儿童居多。常发生在后半夜和动眼睡眠期，患儿因噩梦而引起惊恐状发作。与夜惊不同，梦魇中患儿易被唤醒，醒后对刚才梦境能清楚回忆，并因此惶恐无法立即再睡。根据其脑电图正常，对发作中梦境的清楚回忆，可与癫痫鉴别。

3. 梦游症

梦游症也是非动眼睡眠深睡期障碍。患儿从睡中突然起身，从事一些无目的的活动，如穿衣、搜寻、进食甚至开门窗等。发作中表情呆滞，自言自语地说一些听不懂的言辞。醒后对发作无记忆。与精神运动性癫痫发作的区别在于各次发作中梦游症的异常行为缺少一致性，发作中脑电图正常，患儿易被劝导回床，也无发作后意识恍惚或乏力等表现。

（四）偏头痛

本病是小儿时期反复头痛发作的主要病因。典型偏头痛主要表现为视觉先兆、偏侧性头痛、呕吐、腹痛和嗜睡等。儿童以普通型偏头痛多见，无先兆，头痛部位也不固定。常有偏头痛家族史，易伴恶心、呕吐等胃肠道症状。实际上临床极少有单纯的头痛性或腹痛性癫痫者，偏头痛不会合并惊厥性发作或自动症，脑电图中也不会有局灶性痫性波放电。

（五）抽动障碍

抽动是指突发性不规则肌群重复而间断的异常收缩（即所谓运动性抽动）或发声（即声音性抽动）。大多原因不明，精神因素可致发作加剧。主要表现为以下3种形式。①简单性抽动：仅涉及一组肌肉的短暂抽动如眨眼、头部抽动或耸肩等，或突然爆发出含糊不清的单音如吸气、清喉、吸吮、吹气甚至尖叫声。②复杂性抽动：多组肌群的协同动作，如触摸、撞击、踢腿、跳跃等，缺乏目的性，成为不适时机的异常突发动作，或模仿性姿势。③Tourette综合征：是指多种运动性和语声性抽动症状持续1年以上的21岁以下儿童及青少年患者。抽动能被患者有意识地暂时控制，睡眠中消失，脑电图发作期无癫痫样放电。抽动障碍是以抽动为主要临床表现的一种慢性精神疾病。

（六）晕厥

晕厥是暂时性脑血流灌注不足引起的一过性意识障碍。年长儿多见，尤其青春期。常发生在患儿持久站立，或从蹲位骤然起立，以及剧痛、劳累、阵发性心律不齐、家族性QT间期延长等情况中。晕厥前，患儿常有眼前发黑、头晕、苍白、出汗、无力等先兆，继而短暂意识丧失，偶有肢体强直或抽动，清醒后对发作情况不能回忆，并有疲乏感。与癫痫不同，晕厥患者意识丧失和倒地均逐渐发生，发作中少有躯体损伤，脑电图正常，直立倾斜试验呈阳性。

（七）儿童癔症性发作

儿童癔症性发作可与多种癫痫发作类型混淆。但癔症发作并无真正意识丧失，发作时慢慢倒下不会有躯体受伤，无大小便失禁或舌咬伤。抽搐动作杂乱无规律，瞳孔无散大，深、浅反射存在，发作中面色正常，无神经系统阳性体征，无发作后嗜睡，常有夸张色彩。发作期与发作间期脑电图正常，提示治疗有效。

六、治疗

早期合理的治疗，能使 90% 以上癫痫患儿的发作得到完全或大部分控制，多数患儿可不再复发。家长、学校及社会应树立信心，批驳"癫痫是不治之症"这一错误观念。在帮助患儿接受正规治疗的同时，应安排规律的生活、学习、作息，并注意其安全。

（一）药物治疗

合理使用抗癫痫药物是当前治疗癫痫的主要手段。

1. 早期治疗

反复的癫痫发作将导致新的脑损伤，早期规则治疗者成功率高。但对首次发作轻微，且无其他脑损伤伴随表现者，也可待第二次发作后再用药。

2. 根据发作类型选药

常用药物中，丙戊酸与氯硝西泮是对大多数发作类型均有效的广谱抗癫痫药；而抗癫痫新药中，主要是托吡酯和拉莫三嗪，这两种药物具有较广谱抗癫痫作用。

3. 单药或联合用药的选择

近 3/4 的病例仅用一种抗癫痫药物即能控制其发作。对于应用一种药物不能控制者，应考虑选择 2～3 种作用机理互补的药物联合治疗。

4. 用药剂量个体化

从小剂量开始，依据疗效、患者依从性和药物血浓度逐渐增加并调整剂量，达最大疗效或最大血浓度时为止。一般经 5 个半衰期服药时间可达该药的稳态血浓度。

5. 长期规则服药以保证稳定血药浓度

一般应在服药后完全不发作 2～4 年，又经 3～6 月逐渐减量过程才能停药。婴幼儿期发病、不规则服药、脑电图持续异常以及同时合并大脑功能障碍者，停药后复发率高。青春期来临易致癫痫复发、加重，故要避免在这个年龄期减量与停药。

6. 定期复查

密切观察疗效与药物不良反应。除争取持续无临床发作外，至少每年应复查一次常规脑电图检查。针对所用药物主要副作用，定期监测血常规、肝肾功能。在用药初期、联合用药、病情反复或更换新药时，均应监测血药浓度。

（二）手术治疗

有 20% ~ 30% 的患儿对各种抗癫痫药物治疗无效而被称为难治性癫痫，对其中有明确局灶性癫痫发作起源的难治性癫痫，可考虑手术治疗。手术适应证：①难治性癫痫，有缓慢发展的认知障碍及神经功能受损表现。②病灶切除后不致引起难以接受的新病灶。③证实无代谢性疾病。④体检发现有定位及定侧的皮质功能障碍。⑤ MRI 定位在一个半球的局部病变

手术禁忌证包括：伴有进行性大脑疾病、严重精神智能障碍（IQ < 70），或活动性精神病，或术后会导致更严重脑功能障碍的难治性癫痫患者。

（三）癫痫持续状态的急救处理

1. 尽快控制癫痫持续状态

立即静脉注射有效而足量的抗癫痫药物，通常首选地西泮，大多在 1 ~ 2 min 内止惊，每次剂量 0.3 ~ 0.5 mg/kg，一次总量不超过 10 mg。原液可不稀释直接静脉推注，速度不超过 1 mg/min（新生儿 0.2 mg/min）。必要时 0.5 ~ 1 h 可重复一次，24 h 内可用 2 ~ 4 次。静脉注射困难时同样剂量经直肠注入比肌注见效快，5 ~ 10 min 可望止惊。静脉推注中要密切观察有无呼吸抑制。与地西泮同类的有效药物还有劳拉西泮或氯硝西泮。此外，苯妥英钠、苯巴比妥都属于抢救癫痫持续状态的一线药物，其作用各有特色，可单独或联合应用。

2. 支持治疗

主要包括：①生命体征监测，重点注意呼吸循环衰竭和脑疝体征。②保持呼吸道通畅、吸氧，必要时人工机械通气。③监测与矫治血气、血糖、血渗透压及血电解质异常。④防止颅内压增高。

（四）其他

1. 干细胞移植

人类颞叶癫痫的主要病理改变是海马硬化，即选择性神经细胞丢失和胶质细胞增生。用移植细胞替代丢失的神经元，可修复损伤的神经系统，阻断颞部癫痫的发生与发展，并克服药物治疗和手术治疗的缺点，从根本上治愈癫痫。供体细胞主要是胚胎细胞。如将绿色荧光蛋白转基因骨髓基质干细胞移植至癫痫鼠后能够存活、迁移，并能够改善癫痫鼠的脑细胞功能。这可成为一种有效的癫痫治疗手段。

2. 神经肽 Y

在中枢神经系统中，有相当数量的不同类型的中间神经元以它们各自所表达的一系列神经肽的不同而被区分，而中间神经元在调节中枢神经兴奋性的过程中，神经肽起着非常关键的作用。神经肽 Y 能够强有力地抑制人类齿状回的兴奋性突触传递，在动物模型中具有强大的抗痫作用。

第二节　注意缺陷多动障碍

注意缺陷多动障碍又称儿童多动症，是指发生于儿童时期，主要表现为与患儿年龄不相称的过度活动、注意力不集中、冲动任性、情绪不稳并伴有认知障碍和学习困难的一组综合征。注意缺陷多动障碍是最常见的一种儿童行为问题，其患病率一般报道为 3% ~ 5%，男女比例为（4 ~ 9）：1。

一、病因

注意缺陷多动障碍病因复杂，可能与以下因素有关。

（一）遗传因素

多项研究表明注意缺陷多动障碍是具有复杂遗传特征的家族性疾病，遗传率平均为 76%，提示遗传因素在注意缺陷多动障碍病因学方面起主要作用。

（二）器质性因素

孕期、围生期及出生后各种原因所致的轻微脑损伤可能是部分患儿发生该障碍的原因，但没有一种脑损伤存在于所有该障碍患儿，也不是所有有此损伤的儿童都患该障碍，而且许多患儿并没有脑损伤的证据。

（三）神经解剖学因素

磁共振研究报道该障碍患儿存在胼胝体和尾状核体积的减小，功能磁共振研究尚有报道该障碍患儿尾状核、额区、前扣带回代谢减少。

（四）神经生理学因素

该障碍患儿脑电图异常率高，主要为慢波活动增加。脑电图功率谱分析发现慢波功率增加，α 波功率减小，平均频率下降，提示该障碍患儿存在中枢神经系统成熟延迟或大脑皮质的觉醒不足。

（五）神经生化因素

有研究表明该障碍可能与中枢神经递质代谢障碍和功能异常有关，包括多巴胺和肾上腺素更新率降低，多巴胺和去甲肾上腺素功能低下等。

（六）心理社会因素

早期智力开发过度，学习负担过重，不良的社会环境、家庭环境，如过于贫穷、父母感情破裂、教育方式不当等均可增加儿童患该障碍的可能性。

（七）其他因素

该障碍可能与锌、铁缺乏，血铅增高有关。食物添加剂可能增加儿童患本病的概率。

二、临床表现

注意缺陷多动障碍的主要临床表现为活动过度、注意障碍、冲动任性，并常伴有学习困难以及情绪和行为方面的障碍。

（一）活动过度

活动过度是指与同年龄、同性别大多数儿童相比，儿童的活动水平超出了与其发育相适应的应有的水平。活动过度多起始于幼儿早期，但也有部分患儿起始于婴儿期。在婴儿期，患儿表现为格外活泼，爱从摇篮或小车里向外爬，当开始走路时，往往以跑代步。在幼儿期后，患儿表现好动，坐不住，爱登高爬低，翻箱倒柜，难以安静地玩耍。上学后，因受到纪律等限制，患儿表现更为突出。患儿上课坐不住，在座位上扭来扭去，小动作多，常常玩弄铅笔、橡皮甚至书包带，与同学说话，甚至离开座位。下课后招惹同学，话多，好奔跑喧闹，难以安静地玩耍。进入青春期后，患儿小动作减少，但可能主观感到坐立不安。

（二）注意障碍

该障碍患儿注意力很易受环境的影响而分散，因而注意力集中的时间短暂。他们在玩积木或其他游戏时，往往也显得不专心。他们在上课时，专心听课的时间短暂，老师布置的作业常听不清，以致做作业时常出现遗漏、倒置和解释错误。他们对来自各方的刺激几乎都起反应，不能滤过无关刺激，所以注意力难以集中。

（三）情绪不稳、冲动任性

患儿自我克制能力差，容易激惹。在遇到一些不愉快的刺激时，往往过分激动，或做出愤怒反应，常因一些小事与同学争吵打架。他们在行动之前，不经大脑考虑，也不顾后果，以致感情用事，小题大做，甚至在冲动之下伤人毁物。患儿情绪不稳，哭笑无常，要求必须立刻满足，显得很任性，否则会哭闹发脾气。

（四）认知障碍和学习困难

部分该障碍患儿存在空间知觉障碍、视听转换障碍等。虽然患儿智力正常或接近正常，但由于注意障碍、活动过度和认知障碍，患儿常出现学习困难，学业成绩明显落后于智力应有的水平。

三、诊断与鉴别诊断

应综合病史、躯体、神经系统检查、精神检查和辅助检查的结果予以诊断。在此过程中，采集详细而正确的病史非常重要，因病情较轻的患儿在短暂的精神检查过程中，症状表现可能并不突出。

（一）诊断要点

起病于 7 岁前，满足以下 2 ~ 3 条至少 6 个月：①以注意障碍、活动过度、好冲动为主要临床表现；②对社会功能（学业或人际关系等）产生不良影响；③排除精神发育迟滞、广泛发育障碍、情绪障碍等。

（二）鉴别诊断

（1）精神发育迟滞。精神发育迟滞患儿可伴有多动和注意障碍，如能上学，学习困难也相当突出，因此易与注意缺陷多动障碍相混淆。但追溯病史，可发现该病患儿自幼生长发育较同龄正常儿童迟缓，社会适应能力低下，智商低于70。以上有助于鉴别。

（2）儿童孤独症。该症患儿不仅常存在多动、注意障碍，而且患儿还存在儿童孤独症的三大类核心症状，即：社会交往障碍、交流障碍、兴趣狭窄和刻板重复的行为方式。因此，儿童孤独症不难与注意缺陷多动障碍进行鉴别。

（3）品行障碍。品行障碍和注意缺陷多动障碍同病率较高。如患儿不伴有多动和注意障碍，只诊断为品行障碍。如患儿同时伴有多动、注意障碍，并符合注意缺陷多动障碍诊断标准，则两个诊断均需作出。

（4）儿童情绪障碍或心境障碍。儿童在焦虑、抑郁或躁狂状态下可能出现活动过多、注意力不集中、学习困难等症状，注意缺陷多动障碍患儿因为经常受到老师和家长的批评及同伴的排斥等，也可出现焦虑和抑郁，因此两者需要鉴别。两者的鉴别要点如下：①注意缺陷多动障碍起病于7岁之前，而儿童情绪障碍或心境障碍的起病时间则可早可晚。②注意缺陷多动障碍为慢性持续性病程，而情绪障碍的病程则长短不一，心境障碍则为发作性病程。③注意缺陷多动障碍的首发和主要症状为注意障碍、活动过度和冲动，而情绪障碍或心境障碍的首发和主要症状是情绪问题。④情绪障碍或心境障碍儿童通过治疗改善情绪后，多动和注意障碍将会消失。而注意缺陷多动障碍患儿服用抗焦虑药或抗抑郁药改善情绪后，过度活动、注意障碍和冲动可能有所改善，但仍持续存在。

（5）儿童精神分裂症。本病起病时间较注意缺陷多动障碍晚，发病高峰时间为青春期前期和青春期，在早期出现注意力不集中、学习成绩下降的同时，常伴有其他情绪行为或个性方面的改变，且随着病情的发展，会逐渐出现感知觉障碍、思维障碍、情感淡漠和不协调、行为怪异、意向缺乏等精神分裂症症状，据此可与注意缺陷多动障碍相鉴别。

四、治疗

应采用综合治疗的方法治疗注意缺陷多动障碍。

（一）药物治疗

（1）中枢兴奋药，主要用于6~14岁患儿，可减轻多动、冲动，改善注意力。常用中枢兴奋药有：①哌甲酯。该药有效率为75%~80%，起始剂量为每晨5 mg，如症状改善不明显，无明显药物不良反应，可每3~7 d增加5 mg。一般日量不超过40 mg。②安非他酮，每天晨间服用一次，疗效可维持12 h。此类药物服用初期有口干、食欲缺乏、恶心、上腹不适、心悸、血压轻度升高、焦虑、烦躁等不良反应，但随治疗时间延长或减量可减轻或消失。大剂量可能诱发癫痫或抽动障碍，因此，癫痫或抽动障碍患儿不宜服用。长期大量服用可能抑制生长发育，儿童中尚未见成瘾报道。③匹莫林，起始剂量为每晨 10 ～ 20 mg，因该药作用时间长，每日服用 1 次即可。如症状改善不明显，无明显药物不良反应，可每周增加 10 ～ 20 mg。一般日量不超过 100 mg，周末及节假日宜停药。该药不良反应较轻，部分患儿服用后可出现失眠、食欲减退、恶心、胃部不适、头痛等，约 3% 患儿出现肝脏损害，故应定期检查肝功能，个别患儿尚可出现抽动。该药是否抑制生长发育尚不清楚，儿童无成瘾报道。

（2）其他药物。托莫西汀是一种选择性去甲肾上腺素重摄取抑制剂，同时具有对额叶中多巴胺的抑制作用。它是目前唯一获美国食品和药物监督管理局（FDA）批准用于注意缺陷多动障碍儿童、青少年与成人患者的非兴奋剂药物，已有超过 10 项的对照研究证实其在改善 18 岁以下注意缺陷多动障碍患儿的核心症状方面疗效显著。

如患儿经上述治疗无效，或不适于选用上述药，或伴有明显情绪问题，可选用可乐定、抗抑郁药。抗抑郁药可选用丙咪嗪、地昔帕明、舍曲林等。

（二）非药物治疗

1. 认知行为治疗

该治疗可改善多动、冲动和攻击行为，并使患儿学会适当的社交技能。

2. 家庭治疗

家庭治疗的目的在于：①协调和改善家庭成员间关系，尤其是亲子关系。②给父母必要的指导，使他们了解该障碍，正确地看待患儿的症状，有效地避免与孩子之间的矛盾和冲突，和谐地与孩子相处和交流，掌握行为矫正的方法，并用适当的方法对患儿进行行为方面的矫正。

3. 学校教育

应给老师提供咨询和帮助，使老师了解该障碍，运用适合于患儿的方法去对患儿进行教育，采取适当的行为矫正方法去改善患儿症状，针对患儿的学习困难给予特殊的辅导和帮助。

五、预后

随着多种治疗方法的应用，多数患儿的症状到少年期后逐渐缓解，但约 30% 的患儿症状持续到成年，在成人中有 1% ～ 2% 存在注意缺陷障碍。如不治疗，注意缺陷多动障碍儿童到成年时，可能会出现如下问题：①注意缺陷多动障碍的残留症状。②反社会人格障碍。③酒和药物依赖。④癔症、焦虑症和类精神分裂症。

预后不良的因素包括：童年期合并品行障碍、智力偏低和学习困难、合并情绪障碍（如抑郁、焦虑）、不良的家庭和社会因素。

第三节　急性感染性多发性神经根神经炎

急性感染性多发性神经根神经炎又称格林－巴利综合征（GBS）。本病多见于儿童，夏秋季多发，男略多于女，我国农村多于城市。其主要临床特征是急性进行性对称性弛缓性麻痹，多为上行性进展，重者可出现呼吸肌麻痹甚至危及生命；病后2～3周脑脊液呈蛋白－细胞分离现象。

一、病因和发病机制

GBS的病因及发病机制尚未明确。但近年的相关研究取得很大进展，国内外学者一致认为本病是与感染有关的一种急性免疫性周围神经病。多种因素均能诱发本病，除与感染因素，如呼吸道病毒、肠道病毒、空肠弯曲菌等前驱感染有关外，还与疫苗接种、免疫遗传因素有关。本病的基本发病过程可能是前驱感染激发变态反应，损伤脊神经根，造成神经纤维脱髓鞘。

二、病理

脊神经根及近、远端神经均可受累，部分病例脑神经也可受累。主要病理改变为水肿、神经内膜淋巴细胞浸润、节段性髓鞘脱失，部分患者可见神经轴突变性。

三、临床表现

病前2～3周多有上呼吸道和肠道感染症状。多数患儿起病急，1～2周神经系统症状达高峰，2～3周开始缓慢恢复。主要临床表现如下。

（一）运动障碍

多数患儿自下肢开始出现肌肉无力，逐渐向上发展。少数自脑神经麻痹开始，由上向下发展。麻痹可为完全性或不完全性，麻痹的特点为弛缓性、对称性，远端重于近端。腱反射及腹壁反射减弱或消失。当病变波及颈胸段脊神经根时，半数以上的患儿出现轻重不等的呼吸肌麻痹。根据表现，一般分为三度。①一度麻痹：语音较小，轻度咳嗽无力，无呼吸困难，肋间肌和（或）膈肌运动减弱，无矛盾呼吸，X射线透视下肋间肌和（或）膈肌运动减弱。②二度麻痹：语音小，中度咳嗽无力，有呼吸困难，除肋间肌和（或）膈肌运动减弱外，稍深吸气时可见矛盾呼吸，X射线透视下肋间肌和（或）膈肌运动明显减弱。③三度麻痹：语音明显小，咳嗽重度无力或消失，有重度呼吸困难，除有肋间肌和（或）膈肌运动减弱外，于平静呼吸时可见矛盾呼吸，X射线透视下肋间肌和（或）膈肌运动严重减弱，深吸气时膈肌下降小于一个肋间，平静呼吸时膈肌下降小于1/3个肋间，甚至不动。

（二）脑神经麻痹

约半数患儿累及后组脑神经（Ⅸ、Ⅹ、Ⅻ）时，患者表现为声音低哑、吞咽困难、进食呛咳、易发生误吸。面神经麻痹表现为表情肌瘫痪。

（三）感觉障碍

感觉障碍症状相对轻微，且主观感觉障碍明显多于客观检查发现。主要表现为神经根痛和皮肤感觉过敏。一些年长儿体检可见手套、袜套样感觉功能减退。

（四）自主神经功能障碍

症状也较轻微，主要表现为多汗、便秘、不超过 12 h 的一过性尿潴留。少数患儿可出现血压波动及严重的心律失常，这可能因支配心脏的自主神经受累所致。

四、实验室检查

（一）脑脊液检查

80% ~ 90% 的 GBS 患者脑脊液中蛋白增高，但白细胞计数和其他均正常，乃本病特征的蛋白 – 细胞分离现象。然而，这种蛋白 – 细胞分离现象一般要到起病后第 2 周才出现。

（二）电生理检查

电生理改变与 GBS 的型别有关。

五、诊断

典型病例不难诊断，以下几点可作为诊断的参考。中华医学会神经病学分会神经免疫学组于 2010 年 8 月提出了 GBS 诊治指南。急性炎性脱髓鞘多神经病（AIDP）是 GBS 中最常见的类型，也称典型 GBS。AIDP 的诊断标准如下：①常有前驱感染史，呈急性或亚急性起病，进行性加重，多在 2 周左右到达高峰；②对称性肢体无力，重症者可有呼吸肌无力，四肢腱反射降低或消失；可伴轻度感觉异常和自主神经功能障碍；③脑脊液出现蛋白 – 细胞分离现象；④电生理检查显示运动神经传导潜伏期延长，运动神经传导速度减慢，F 波异常，传导阻滞，异常波形离散等。

六、鉴别诊断

要注意和其他急性弛缓性瘫痪疾病鉴别，主要有以下几种。

（一）肠道病毒引起的急性弛缓性麻痹

我国已基本消灭脊髓灰质炎野生型毒株，但仍有柯萨奇病毒、埃可病毒等其他肠道病毒引起的急性弛缓性瘫痪。根据其肢体瘫痪不对称，脑脊液中可有白细胞增多，周围神经传导功能正常以及急性期粪便病毒分离阳性，容易与 GBS 鉴别。

（二）急性横贯性脊髓炎

在锥体束休克期易与 GBS 混淆，但急性横贯性脊髓炎有尿潴留等持续括约肌功能障碍和感觉障碍，而且急性期周围神经传导功能正常。

（三）脊髓肿瘤

起病呈慢性渐进性，多有根性痛，呈不对称性上运动神经元瘫痪，有明显的感觉障碍，脑脊液检查有梗阻性改变。CT 和 MRI 可确定诊断。

（四）其他

包括双侧性脑卒中、急性小脑性共济失调、颅后窝肿瘤等。

七、治疗

（1）护理：本病虽缺少特效治疗，但病程自限，大多可望完全恢复。积极的支持治疗和护理措施是顺利康复的关键。①保持呼吸道通畅，勤翻身，防止坠积性肺炎或压疮；②吞咽困难者要鼻饲，以防吸入性肺炎；③保证足量的水分、能量和电解质供应；④尽早对瘫痪肌群进行康复训练，防止肌肉萎缩，促进恢复；⑤呼吸肌麻痹的抢救措施为保持呼吸道通畅，正确掌握气管切开及机械通气的指征。对三度呼吸肌麻痹，二度呼吸肌麻痹合并舌咽，迷走神经麻痹或合并肺炎、肺不张，发病 48 h 内已出现二度呼吸肌麻痹者均应及时做气管插管或切开，并根据病情需要适时进行机械通气。目前经喉气管插管多用，气管切开已很少应用。

（2）药物治疗：对病情进行性加重，尤其有呼吸肌或后组脑神经麻痹者，可试用静脉注射大剂量免疫球蛋白，静脉注射免疫球蛋白治疗的总剂量为 2 g/kg，5 d 400 mg/（kg·d）给予有效者 24 ~ 48 h 可见麻痹不再进展，但也有不见效者。多数专家认为糖皮质激素对本病治疗无效。

（3）恢复期治疗：宜采用功能训练、物理治疗，促进肢体功能恢复。

第四节　化脓性脑膜炎

化脓性脑膜炎临床上简称化脑，是由各种化脓性细菌感染所引起的以脑膜炎症为主的中枢神经系统感染性疾病。临床以急性发热、惊厥、意识障碍、颅内压增高和脑膜刺激征以及脑脊液脓性改变为特征。随着诊断治疗水平不断发展，本病预后已有明显改善，病死率和后遗症发生率明显降低，早期诊断和恰当治疗是改善预后的关键。

一、病因和发病机制

引起化脑的细菌种类依年龄不同而异。但 2/3 以上患儿是由脑膜炎球菌、肺炎链球菌和流感嗜血杆菌 3 种细菌引起。新生儿出生后 2 ~ 3 个月的感染以大肠埃希菌、B 族溶血性链球菌及葡萄球菌为主；日龄 7 d 以上的小儿，通过皮肤或脐部感染者以金黄色葡萄球菌、表皮葡萄球菌为主；3 ~ 5 岁的小儿以 B 型流感嗜血杆菌、脑膜炎球菌及肺炎链球菌为主；5 岁以上的小儿，以脑膜炎球菌及肺炎链球菌多见。细菌进入颅内的途径以血行为主，少数通过邻近组织器官感染而蔓延，如中耳炎、鼻窦炎、乳突炎及脊柱窦道等。小儿较成人易患化脓性脑膜炎，原因是：①小儿免疫功能不完善，易于感染，且感染易于突破原感染部位而扩散。②小儿血脑屏障通透性高，细菌易于通过血行进入颅内。

二、病理

在细菌毒素和多种炎症相关细胞因子作用下形成以软脑膜、蛛网膜和表层脑组织为主的炎症反应，表现为广泛性血管充血，大量中性粒细胞浸润和纤维蛋白渗出，伴有弥漫性血管源性和细胞毒性脑水肿。在早期或轻型病例，炎症渗出物主要在大脑顶部表面，逐渐蔓延至大脑基底部和脊髓表面。严重者可有血管壁坏死和灶性出血，或发生闭塞性小血管炎而致灶性脑梗死。

三、临床表现

大多急性起病，发病初期常有上呼吸道或胃肠道感染病史。典型临床表现可简单概括为以下 3 个方面。

（一）感染中毒症候群

感染中毒症候群包括发热、烦躁、精神萎靡等症状。金黄色葡萄球菌感染者可有猩红热样皮疹。

（二）颅内压增高和急性脑功能障碍

颅内压增高和急性脑功能障碍包括头痛、呕吐、意识障碍、惊厥等症状。婴儿则有前囟饱满与张力增高、头围增大等。合并脑疝时，则有呼吸不规则、突然意识障碍加重或瞳孔不等大等征兆。

（三）脑膜刺激征

以颈项强直最常见，其他如 Kernig 征和 Brudzinski 征阳性。

年龄小于 3 个月的幼婴儿和新生儿化脑表现多不典型，主要差异在：①体温可高可低，或不发热，甚至体温不升。②颅内压增高表现可不明显，幼婴儿不会诉头痛，可能仅有吐奶、尖叫或颅缝分离。③惊厥可不典型，如仅见面部、肢体局灶或多灶性抽动，局部或全身性肌阵挛或各种不显性发作。④脑膜刺激征不明显，与婴儿肌肉不发达、肌力弱和反应低下有关。

四、并发症

（一）硬膜下积液

30% ~ 60% 的患儿出现化脑并发硬膜下积液。多见于 1 岁以下流感嗜血杆菌及肺炎链球菌引起的化脑患儿，特别是治疗较晚和治疗过程不顺利者。其表现特点为：

①治疗中体温不退或退而复升。②治疗后脑脊液已明显好转，但又出现前囟隆起等症状。③病程中进行性前囟饱满、颅缝分离、头围增大。诊断靠头颅透光试验、CT及前囟穿刺（如穿出液量超过 2 mL，蛋白定量大于 0.4 g/L 则可确诊）。

（二）脑室管膜炎

细菌沿脑脊液循环通路逆行进入脑室引起脑室膜及脉络膜丛炎症，产生脑室管膜炎。多见于革兰氏阴性杆菌感染且治疗不及时、治疗方案不合理者，是造成严重后遗症的原因之一。诊断线索主要是患儿在强力抗菌药物治疗下发热不退，惊厥、意识障碍不改善，进行性加重的颈项强直甚至角弓反张，脑脊液始终无法正常化，以及 CT 见脑室扩大。确诊依赖侧脑室穿刺，如穿刺液白细胞数 $\geqslant 50 \times 10^6$/L，糖 < 1.6 mmol/L，蛋白 > 0.4 g/L 即可诊断。

（三）脑积水

炎症渗出物粘连堵塞脑室内脑脊液流出通道引起梗阻性脑积水，也可因炎症破坏蛛网膜颗粒，或颅内静脉窦栓塞致脑脊液重吸收障碍造成交通性脑积水。发生脑积水后，患儿出现烦躁不安、嗜睡、呕吐、惊厥发作、头颅进行性增大、颅缝分离、前囟扩大饱满、头颅破壶音和头皮静脉扩张。晚期出现落日眼、进行性智力减退和其他神经功能倒退。

（四）抗利尿激素异常分泌综合征

炎症刺激垂体致抗利尿激素过量分泌，引起低钠血症和血浆低渗透压，可能加剧脑水肿，致惊厥和意识障碍加重，或直接因低钠血症引起惊厥发作。

（五）其他

脑实质受损可出现继发性癫痫及智力障碍。视神经和听神经受损可致失明、耳聋等。

五、辅助检查

（一）外周血常规

白细胞总数大多明显增高，以中性粒细胞为主。但在感染严重时，又可能出现白细胞总数减少。

（二）脑脊液检查

脑脊液检查是确诊本病的重要依据。典型病例表现为压力增高，外观浑浊似米汤样；白细胞总数显著增多在 $1\,000 \times 10^6$/L 以上，分类以中性粒细胞为主；糖含量常有明显降低，常 < 1.1 mmol/L；蛋白含量增高，多在 1 g/L 以上；涂片革兰染色检查，部分可找到致病菌。脑脊液培养是确定病原菌的主要方法。

需要注意的几个问题：①暴发性脑膜炎起病 24 h 内脑脊液检查结果可以正常，须重复检查。②经抗菌药物治疗后，化脓的脑脊液改变得不典型，细胞数不升高，糖含量正常，蛋白含量增高不明显。③涂片查菌阳性率不高，反复检查可提高阳性率。④经抗菌药物治疗后，脑脊液培养阳性率不高。

（三）其他检查

如血培养、头颅 CT 及 MRI 检查等。

六、诊断

早期诊断是保证患儿获得早期治疗的前提。典型病例根据病史、临床表现及脑脊液改变诊断较容易。应强调的是脑脊液检查是本病诊断不可缺少的手段，其他检查不可代替。对有明显颅内压增高者，最好先适当降低颅内压后再行腰椎穿刺，以防腰穿后脑疝的发生。婴幼儿患者和不规则治疗者临床表现常不典型，后者的脑脊液改变也可不明显，诊断时应结合临床资料及治疗过程等综合分析。

七、鉴别诊断

除化脓菌外，结核分枝杆菌、病毒、真菌等皆可引起脑膜炎，并出现与化脑某些相似的临床表现，需注意鉴别。脑脊液检查，尤其病原学检查是鉴别诊断的关键。

（一）病毒性脑膜炎

起病急，中毒症状相对较轻，但脑功能障碍常较化脑严重且有局灶性损伤症状。脑脊液外观清亮透明，白细胞数为（0 ~ 1 000）× 10^6/L，以淋巴为主，糖含量正常，蛋白含量正常或稍高，细菌学检查阴性。脑脊液中特异性抗体和病毒分离有助诊断。

（二）结核性脑膜炎

该病呈亚急性起病，不规则发热 1 ~ 2 周才出现脑膜刺激征、惊厥或意识障碍等表现，或于昏迷前先有脑神经或肢体麻痹。具有结核接触史、PPD 阳性或肺部等其他部位结核病灶者支持结核性脑膜炎诊断。脑脊液外观呈毛玻璃样，白细胞数多< 500 × 10^6/L，分类以淋巴细胞为主，糖和氯化物同时降低，蛋白增高，薄膜涂片抗酸染色和结核菌培养可帮助诊断。

（三）流行性脑脊髓膜炎

由脑膜炎球菌引起，属法定传染病。本病多在冬春季流行，社区内的流行史可提供重要的鉴别依据。皮肤多有出血点及瘀斑，脑脊液改变与化脓性脑膜炎相同。确定诊断须靠细菌学检查。

（四）感染中毒性脑病

表现为严重感染情况下出现抽搐、昏迷，缺少脑膜刺激征，脑脊液检查正常或仅有蛋白含量轻度增高。

八、治疗

（一）抗菌药物治疗

（1）用药原则。化脑预后严重，应早期、足量、足疗程，选用能透过血脑屏障的药物，静脉用药。

（2）病原菌明确前的抗菌药物选择。诊断初步确立但致病菌尚未明确，或院外不规则治疗者，应选用对肺炎链球菌、脑膜炎球菌和流感嗜血杆菌三种常见致病菌皆有效的抗菌药物。目前主要选择能快速在患者脑脊液中达到有效灭菌浓度的第三代头孢菌素，包括头孢噻肟钠 200 mg/（kg·d）或头孢三嗪 100 mg/（kg·d），疗效不理想时可联合使用万古霉素 60 mg/（kg·d）。对 β- 内酰胺类药物过敏的患儿，可改用氯霉素 60 ~ 100 mg/（kg·d），分两次静脉滴注。

（3）病原菌明确后的抗菌药物选择。应根据药敏试验结果选药，对多发耐药的金葡菌及肺炎球菌宜用万古霉素；革兰氏阴性杆菌多耐药菌感染者可选用美平、三代头孢和 β- 内酰胺酶抑制剂的复合制剂或四代头孢类抗菌药物。

（4）抗菌药物疗程。目前国内要求严格掌握停药指征，即症状消失，退热 1 周以上，脑脊液完全恢复正常后方可停药。一般认为流感嗜血杆菌脑膜炎和肺炎链球菌脑膜炎治疗不少于 2 周，脑膜炎球菌者为 7 ~ 10 d，而金黄色葡萄球菌和革兰氏阴性杆菌脑膜炎疗程应在 3 ~ 4 周。若有并发症，还应适当延长。

（二）肾上腺皮质激素的应用

细菌释放大量内毒素，可促进细胞因子介导的炎症反应，加重脑水肿和中性粒细胞浸润，使病情加重。抗菌药物迅速杀死致病菌后，内毒素释放尤为严重，此时使用肾上腺皮质激素不仅可抑制多种炎症因子的产生，还可降低血管通透性，减轻脑水肿和颅内高压，减轻颅内炎症粘连，减少脑积水、脑神经麻痹等后遗症，同时还可减轻中毒症状，有利于退热。常用地塞米松 0.2 ~ 0.6 mg/（kg·d），分 4 次静脉注射。一般连续用 2 ~ 3 d，过长使用并无益处。

（三）并发症的治疗

1. 硬膜下积液

少量积液无须处理。如积液量较大引起颅内压增高症状时，应做硬膜下穿刺放出积液，放液量每次、每侧不超过 15 mL。有的患儿需反复多次穿刺，大多逐渐减少而治愈。个别迁延不愈者，需外科手术引流。

2. 脑室管膜炎

进行侧脑室穿刺引流以缓解症状。同时，针对病原菌并结合用药安全性，选择适宜抗菌药物脑室内注入。

3. 脑积水

脑积水主要依赖手术治疗，包括正中孔粘连松解、导水管扩张和脑脊液分流术。

（四）对症和支持治疗

①急性期严密监测生命体征，定期观察患儿意识、瞳孔和呼吸节律改变；②及时控制惊厥发作，并防止再发；③有高热者及时给予降温措施；④保证足量营养，监测并维持体内水、电解质、血浆渗透压和酸碱平衡；⑤能进食者适当进食，呕吐频繁者应禁食，给予静脉营养，昏迷者给予鼻饲；⑥对有抗利尿激素异常分泌综合征表现者，积极控制脑膜炎的同时，适当限制液体入量，对低钠症状严重者酌情补充钠盐。

第五节　病毒性脑炎

病毒性脑炎是由多种病毒引起的脑实质的炎症，如果脑膜同时受累明显则称为病毒性脑膜炎脑炎。根据其流行情况可分为流行性和散发性两类。前者如流行性乙型脑炎，后者主要指一般肠道、呼吸道病毒引起者。

一、病因及感染途径

临床工作中，目前仅能在 1/4 ~ 1/3 的中枢神经病毒感染病例中确定其致病病毒，其中 80% 为肠道病毒，其次为虫媒病毒、腺病毒、单纯疱疹病毒、腮腺炎病毒和其他病毒等。病毒侵犯中枢神经系统主要有两种途径：病毒感染呼吸道、消化道等，在局部复制，增殖后进入血液，透过血脑屏障而引起脑膜及（或）脑实质损伤；病毒先在靠近中枢神经的区域形成感染，而后沿神经组织潜入颅内，引起脑组织损伤，如口周疱疹后引起的疱疹病毒性脑炎。

二、病理

脑膜和（或）脑实质广泛性充血、水肿，伴淋巴细胞和浆细胞浸润。可见炎症细胞在小血管周围呈袖套样分布，血管周围组织神经细胞变性、坏死和髓鞘崩解。病理改变大多弥漫分布，但也可在某些脑叶突出，呈相对局限倾向。单纯疱疹病毒常引起颞叶为主的脑部病变。有的脑炎患者，可见到明显脱髓鞘病理表现，但相关神经元和轴突却相对完好。此种病理特征，代表病毒感染激发的机体免疫应答，提示"感染后"或"过敏性"脑炎的病理学特点。

三、临床表现

由于病毒性脑炎的病变部位和轻重程度差异很大，因此临床表现多种多样且轻重不一。

（一）前驱症状

神经系统症状出现前 1 ~ 3 d 可有发热、咳嗽，腹泻、腹痛、恶心、呕吐、嗜睡等前驱感染症状。

（二）神经系统症状体征

（1）颅内压增高：主要表现为头痛、呕吐、血压升高、婴儿前囟饱满等，严重者可出现脑疝，危及生命。

（2）意识障碍：轻者无意识障碍，重者可出现不同程度意识障碍和精神症状。

（3）惊厥：惊厥大多呈全身性，但也可有局灶性发作。

（4）病理征和脑膜刺激征：均可阳性。

（5）局灶性症状体征：如肢体瘫痪、失语、失明、面神经麻痹等。①一侧大脑血管病变为主者可出现小儿偏瘫，小脑受累明显时可出现共济失调；②脑干受累明显可出现交叉性偏瘫和中枢性呼吸衰竭；③后组脑神经受累明显则出现吞咽困难，声音低微；④基底神经节受累则出现手足徐动、舞蹈动作和扭转痉挛等。

（三）其他系统症状

若单纯疱疹病毒脑炎可伴有口唇或角膜疱疹；肠道病毒 71 型脑炎可伴有手足口病或疱疹性咽峡炎；腮腺炎病毒性脑炎常伴有腮腺肿大等。

病毒性脑炎病程大多为 2 ~ 3 周。多数完全恢复，但少数遗留癫痫、肢体瘫痪、智力发育迟缓等后遗症。

四、辅助检查

（一）脑脊液检查

脑脊液外观清亮，压力正常或增加。白细胞数正常或轻度增多，分类计数早期以中性粒细胞为主，而后转为以淋巴细胞为主，蛋白质含量大多正常或轻度增高，糖含量正常。涂片和培养无细菌发现。

（二）脑电图

以弥漫性或局限性异常慢波背景活动为特征,少数伴有棘波、棘慢复合波。慢波背景活动只能提示异常脑功能,不能证实病毒感染性质。某些患者脑电图也可正常。

（三）病毒学检查

部分患儿脑脊液病毒培养及特异性抗体检测阳性。恢复期血清特异性抗体滴度高于急性期 4 倍以上有诊断价值。

（四）影像学检查

严重病例 CT 和 MRI 均可显示炎性病灶，表现为大小不等、界限不清、不规则的低密度或高密度影灶，但早期多不能发现明显异常改变。

五、诊断和鉴别诊断

病毒性脑炎的诊断主要依靠病史、临床表现、脑脊液检查和病原学鉴定。本病应与下列疾病鉴别。

（一）颅内其他病原感染

主要根据脑脊液外观、常规、生化和病原学检查，与化脓性、结核性、隐球菌性脑膜炎鉴别。此外，合并硬膜下积液者支持婴儿化脓性脑膜炎，发现颅外结核病灶和皮肤 PPD 阳性有助于结核性脑膜炎诊断。

（二）Reye 综合征

因急性脑病表现和脑脊液无明显异常使两病易相混淆，但依据 Reye 综合征常无黄疸而肝功能明显异常，起病后 3 ~ 5 d 病情不再进展，有的患者有血糖降低等特点，可与病毒性脑炎鉴别。

六、治疗

本病缺乏特效治疗，主要采用对症处理和支持治疗。主要治疗原则包括以下几方面。

（一）维持水、电解质平衡与合理营养供给

因意识障碍长期不能进食者应给予鼻饲或静脉营养。高热者及时降温。

（二）降低颅内压

一般用脱水剂如 20% 甘露醇降低颅内压，每次 0.25 ~ 0.5 g/kg，每日 4 ~ 6 次。必要时再给予呋塞米每次 1 ~ 2 g/kg，每日 2 ~ 3 次。出现脑疝症状者可用人工机械过度换气，降低 $PaCO_2$ 并将其控制于 20 ~ 25 kPa，一般在数分钟内即可使颅内压显著降低。

（三）控制惊厥

可适当应用止惊剂如地西泮、苯巴比妥等。

（四）抗病毒药物

阿昔洛韦对单纯疱疹病毒作用最强，每次 5 ~ 10 mg/kg，每 8 h 一次，疗程 10 ~ 14 d，静脉滴注给药。更昔洛韦，主要对巨细胞病毒作用最强，5 mg/kg，每 12 h 一次静脉滴注。利巴韦林，5 ~ 10 mg/kg，每日 1 次静脉滴注。

（五）抗菌药物应用

合并细菌感染和重症婴幼儿应用抗菌药物治疗或预防细菌感染。

（六）康复治疗

脑损伤明显者，可在恢复期给予神经生长因子、脑活素等药物，以改善脑细胞功能。按摩、针灸、电刺激、功能训练均可用于康复治疗。

第六节 重症肌无力

重症肌无力（MG）是神经肌肉接头间传递功能障碍所致的慢性疾病，与其自身的免疫异常有关，所以又认为是一种自身免疫疾病。患病者轻则眼睑下垂、复视或斜视、眼球转动不灵，重则四肢无力、全身倦怠、颈软头倾、吞咽困难、饮水反呛、咀嚼无力、呼吸气短、语言障碍、生活不能自理，甚至呼吸困难发生危象。

一、诊断

（一）病史

与遗传因素、免疫功能异常等因素有关。

（二）临床表现

1. 症状

（1）眼睑下垂，晨轻暮重，眼睑下垂多伴有复视、斜视、视物不清、眼睛闭合不全、眼球活动受限。

（2）四肢无力，难以连续高举双臂或难以连续蹲下与站起，或难以连续握拳与舒展开，故生理功能下降。

（3）颈软抬头无力或咀嚼无力，呼吸气短、无力，吞咽不顺利等症状互相关联，而吞咽困难与之相关的症状有发音不清、声音嘶哑、饮水呛咳、咀嚼无力等。

2. 体征

眼外肌麻痹，肢体肌耐力减弱，疲劳试验阳性，对受累肌肉反复做同一动作或连续叩击某一反射，可见反应逐渐减弱或消失。

3. 儿童期 MG 分型

（1）少年型 MG：临床最常见，除发病年龄不同外，与成人 MG 病理及发病机制均相同。起病多在 2 岁以后，最小年龄 6 个月，平均年龄 3 岁，女多于男。肌无力特点为休息后好转，重复用力则加重，并有晨轻暮重现象。临床主要表现为以下 3 种类型。①眼肌型：最多见，患儿仅表现为眼外肌受累症状，而无其他肌群受累的临床和电生理表现。首发症状是单侧或双侧上睑下垂，可伴眼球活动障碍，从而引起复视、斜视。重症者双眼几乎不动。②全身型：躯干及四肢受累，可伴眼外肌或球肌麻痹。轻症者步行或上阶梯极易疲劳，重症者肢体无运动功能，常有呼吸肌及球肌麻痹。患儿腱反射多减弱或消失，无肌纤颤及明显肌萎缩，感觉正常。③脑干型：有明显吞咽、咀嚼及言语障碍，除伴眼外肌受累外，无躯干及肢体受累。

（2）新生儿暂时性 MG：患 MG 母亲所生新生儿约 1/7 患本病。母亲的乙酰胆碱受体抗体（AchR-Ab）通过血 - 胎盘屏障进入胎儿血液循环，作用于新生儿神经肌肉接头处乙酰胆碱受体而表现 MG 临床特征。患儿出生后数小时至 3 d, 出现全身肌张力低下, 哭声弱, 吸吮、吞咽、呼吸均显困难, 腱反射减弱或消失; 患儿很少有眼外肌麻痹。如未注意家族史, 易与围生期脑损伤、肌无力综合征等相混淆。肌内注射甲基硫酸新斯的明后, 症状明显减轻。重复神经刺激检测对确诊有重要意义, 患儿血中 AchR-Ab 可增高。轻症者可自行缓解, 2 ~ 4 周完全恢复。重症者如不治疗, 可在数小时内死于呼吸衰竭。

（3）先天性 MG : 发生于母亲未患 MG 所娩出的新生儿或小婴儿。血中无 AchR-Ab, 常有阳性家族史。患儿在宫内胎动减少, 出生后表现肌无力, 哭声微弱, 喂养困难, 双上睑下垂, 眼球活动受限。早期症状并不严重, 故确诊较困难。少数患儿可有呼吸肌受累。

（三）辅助检查

（1）新斯的明试验是目前诊断 MG 的最简单方法, 新斯的明, 每次 0.04 mg/kg, 肌内注射。新生儿 0.1 ~ 0.15 mg, 儿童常用量 0.25 ~ 0.5 mg, 最大量不超过 1 mg。观察 30 min, 肌力改善为阳性。一旦发现新斯的明的毒蕈碱样反应, 可肌内注射阿托品 0.5 ~ 1 mg。

（2）免疫功能检查可有异常; 血清胆碱酯酶、免疫球蛋白、乙酰胆碱受体抗体效价测定升高; 胸部 X 射线或 CT 检查可有胸腺肿大或肿瘤; 心电图可异常。

（3）电生理检查。感应电持续刺激受累肌肉反应迅速消失。EMG 重复频率刺激, 低频刺激有波幅递减现象, 高频刺激有波幅递增现象, 如递减超过起始波幅 10% 或递增超过 50% 为阳性。肌电图检查是诊断 MG 的重要依据, 尤其是延髓型, 不以眼睑下垂为首发症状的患者, 新斯的明无法观察眼睑的变化, 因此进行肌电图检查十分必要。

（四）诊断标准

受累骨骼肌无力, 晨轻暮重; 肌疲劳试验阳性; 药物试验阳性; 肌电图重复电刺激低频刺激肌肉动作电位幅度很快地递减 10% 以上为阳性; 血清抗乙酰胆碱抗体阳性; 单纤维肌电图可见兴奋传导延长或阻滞, 相邻电位时间差值延长。

以上 6 项标准中, 第 1 项为必备条件, 其余 5 项为参考条件, 必备条件加参考条件中的任何一项即可诊断。

二、治疗

（一）胆碱酯酶抑制剂

1. 新斯的明

（1）溴化新斯的明, 5 岁以内 0.25 mg/（kg·d）, 5 岁以上 0.5 mg/（kg·d）, 每 4 h 1 次, 逐渐加量, 一旦出现不良反应则停止加量。10 ~ 20 min 生效, 持续 3 ~ 4 h, 极量为 0.1 g/d。作用时间短, 胃肠道不良反应明显。

（2）甲基硫酸新斯的明，每日 0.05 ~ 0.1 mg 或每次 0.012 5 mg/kg，皮下注射、肌内注射、静脉滴注。作用较迅速，但持续时间短（2 ~ 3 h）。一般用于诊断和急救。

2. 溴吡斯的明

化学结构类似新斯的明，但毒性仅为其的 1/8 ~ 1/4，治疗量与中毒量距离大，作用时间 3.5 ~ 4.5 h，且对延髓支配肌、眼肌的疗效比新斯的明强。新生儿每次 5 mg，婴幼儿每次 10 ~ 15 mg，年长儿 20 ~ 30 mg，最大量每次不超过 60 mg，每日 3 ~ 4 次。根据症状控制需求及有无不良反应，适当增减每次剂量及间隔时间。

3. 依酚氯铵

0.2 mg/（kg·d），静脉注射，先注射 1/5 的量，如无反应再注射余量。20 ~ 30 s 发生作用，持续 2 ~ 4 min。仅用于诊断及确定危象的性质。

（二）胸腺摘除术

术后有效率（完全缓解与好转）44% ~ 90%。非胸腺瘤术后缓解好转率较高，但 75% ~ 80% 胸腺瘤可恶变，仍应尽早切除。对 15 岁以上的全身型 MG，胸腺摘除术是常规治疗方法，术后继续用泼尼松 1 年。有胸腺瘤者可静脉滴注地塞米松或环磷酰胺后进行手术切除，但疗效比胸腺增生和正常者差，术后需进行放射治疗和长期免疫抑制药治疗。无胸腺瘤的眼肌型 MG，即使肢体肌电图阳性，也非胸腺切除术适应证。

（三）激素疗法

激素疗法的适应证为：①病程在 1 年以内各型 MG。②单纯用抗胆碱酯酶药物不能控制 MG。③单纯眼肌型 MG。④已行胸腺摘除术，但疗效不佳或恶化的 MG。⑤ MG 胸腺摘除术前准备。

具体疗法：①泼尼松长期维持疗法。泼尼松 1 ~ 2 mg/（kg·d）小剂量开始逐渐增加，症状明显缓解后，持续服用 8 ~ 12 周逐渐减量，至每日或隔日顿服，总疗程 2 年。②大剂量甲泼尼龙冲击疗法。甲泼尼龙 20 mg/（kg·d），静脉滴注 3 d，再以泼尼松维持治疗。其优点是起效时间和达最佳疗效时间比泼尼松长期维持疗法短。适用于肌无力危象，胸腺摘除术前准备。应有气管切开和辅助呼吸的准备。如病情严重，应服用大剂量抗胆碱酯酶药物，在开始大剂量激素治疗时适当减少抗胆碱酯酶药剂量，以减少一过性肌无力加重现象。

（四）其他免疫抑制疗法

环磷酰胺，2 mg/（kg·d）分 2 次服用。多于 2 个月内见效，有效率为 73%。EMG 证明治疗有效。应注意白细胞减少、出血性膀胱炎、口腔炎、恶心，呕吐、皮疹和脱发等不良反应，疗程不超过 12 周，以免损伤性腺。

嘌呤拮抗药，6-巯基嘌呤 6-MP1.5 mg/（kg·d），分 1 ~ 3 次。硫唑嘌呤（AZA）1.5 ~ 3 mg/（kg·d），分 2 次。

环孢素（环孢霉素 A），5 mg/（kg·d），8 ~ 16 周后增至 10 mg/（kg·d），分

2次服。4周见效，8~12周明显改善。

（五）肌无力危象与胆碱能危象的处理

各种危象发生时，首要的抢救措施是设法保持呼吸道通畅，必要时气管切开辅以人工辅助呼吸。同时根据危象的类型予以处理，如为肌无力危象需用新斯的明1 mg肌内注射或静脉滴注，至病情好转后改为口服。如考虑为胆碱能危象，立即停用抗胆碱酯酶药物，并静脉注射阿托品直至症状消失，以后在依酚氯铵试验阳性后再慎用抗胆碱酯酶药。

第七节　脑性瘫痪

脑性瘫痪简称脑瘫，自1843~1862年Little提出并不断完善了作为脑性瘫痪雏形的痉挛性强直概念以来，脑性瘫痪的定义变得更为复杂。2006年中国康复医学会儿童康复专业委员会和中国残疾人康复协会小儿脑瘫康复专业委员会定义脑性瘫痪为：自受孕开始至婴儿期非进行性脑损伤和发育缺陷所致的综合征，主要表现为运动障碍及姿势异常。该定义强调了脑性瘫痪的脑源性、脑损伤非进行性，症状在婴儿期出现，可有较多并发症，并排除进行性疾病所致的中枢运动障碍及正常儿童暂时性运动发育迟缓。本病并不少见，发达国家患病率为1‰~3‰，我国在2‰左右。脑瘫患儿中男孩多于女孩，男：女为（1.13~1.57）：1。

一、脑性瘫痪的分型

（一）根据临床特点脑性瘫痪分为5型

1. 痉挛型

最常见，占全部病例的50%~60%。主要因锥体束受累，表现为上肢、肘、腕关节屈曲，拇指内收，手紧握拳；下肢内收交叉呈剪刀腿和尖足。

2. 共济失调型

以小脑受损为主。

3. 肌张力低下型

往往是其他类型的过渡形式。

4. 手足徐动型

该型约占脑瘫20%，主要病变在锥体外系统。

5. 强直型

此型很少见到，病变在锥体外系性，为苍白球或黑质受损害所致。

（二）根据瘫痪部位（指痉挛型）分为5型

单瘫（单个肢体受累）；双瘫（四肢受累，上肢轻，下肢重）；三肢瘫（三个肢体受累）；偏瘫（半侧肢体受累）；四肢瘫（四肢受累，上、下肢受累程度相似）。

（三）根据病因病理学分 4 型

（1）脑损伤型脑性瘫痪：指围生期及生后以脑损伤为主，包括异常妊娠、异常分娩、围生期感染、缺氧、窒息、惊厥、低血糖等导致的脑损伤。诊断必备下列条件：即妊娠早、中期胚胎发育无异常；围生期有明显导致脑损伤的物理、化学或生物学等致病因素；影像学存在脑损伤及损伤后遗症的依据。

（2）脑发育异常型脑性瘫痪：主要由妊娠早、中期感染或妊娠期间持续存在的各种环境、遗传、心理和社会等因素导致。诊断必备下列条件：孕早、中期持续存在导致神经发育阻滞或发育异常的因素；围生期无明显导致脑损伤的物理、化学或生物等致病因素；影像学存在脑发育异常的依据。

（3）混合型脑性瘫痪：指既有妊娠期间各种环境、遗传、心理、社会因素等导致胚胎神经发育阻滞或发育异常，又有围生期各种致病因子对脑组织的损害。

（4）原因不明脑性瘫痪：指妊娠期和围生期均没有任何明确导致脑性瘫痪的危险因素，此型可能与遗传和某些原因不明的先天性因素有关。脑性瘫痪要与下运动神经元瘫痪鉴别。

二、临床表现

（一）基本表现

脑瘫以出生后非进行性运动发育异常为特征，一般都有以下 4 种表现。

（1）运动发育落后和瘫痪肢体主动运动减少：患儿不能完成相同年龄正常小儿应有的运动发育进程，包括竖颈、坐、站立、独立行走等粗大运动，以及手指的精细动作。

（2）肌张力异常：因不同临床类型而异，痉挛型表现为肌张力增高；肌张力低下型则表现为瘫痪肢体松软，但仍可引出腱反射；而手足徐动型表现为变异性肌张力不全。

（3）姿势异常：受异常肌张力和原始反射消失等不同情况影响，患儿可出现多种肢体异常姿势，并因此影响其正常运动功能的发挥。体检中将患儿卧位、直立位以及由仰卧牵拉成坐位时，即可发现瘫痪肢体的异常姿势和非正常体位。

（4）反射异常：多种原始反射消失延迟。痉挛型脑瘫患儿腱反射活跃，可引出踝阵挛和阳性巴宾斯基征。

（二）伴随症状和疾病

作为脑损伤引起的共同表现，一半以上脑瘫患儿可能合并智力障碍、半数以下可能伴有癫痫、语言发育障碍等，其他如视力障碍、过度激惹、小头畸形等。有的伴随症状如流涎、关节脱位则与脑瘫自身的运动功能障碍相关。

三、诊断与鉴别诊断

脑瘫有多种类型，其临床表现复杂，容易与婴幼儿时期其他神经肌肉性瘫痪相混淆。然而，只要认真问清病史和体格检查，遵循脑瘫的定义，确立诊断并不困难。1/2 ～ 2/3 的患儿可有头颅 CT、MRI 异常，但正常者不能否定本病的诊断。脑电图可能正常，也可表现异常背景活动，伴有痫性放电波者应注意合并癫痫的可能性。诊断脑瘫的同时，需对患儿同时存在的伴随症状和疾病如智力低下、癫痫、语言听力障碍、关节脱位等作出判断，为本病的综合治疗创造条件。

诊断条件：①引起脑瘫的脑损伤为非进行性。②引起运动障碍的病变部位在脑部。③症状在婴儿期出现。④有时合并智力障碍、癫痫、感知觉障碍及其他异常。⑤排除进行性疾病所致的中枢性运动障碍及正常小儿暂时性的运动发育迟缓。

四、治疗

（一）治疗原则

（1）早期发现和早期治疗。婴儿运动系统正处于发育阶段，早期治疗容易取得较好疗效。

（2）促进正常运动发育，抑制异常运动和姿势。

（3）采取综合治疗手段。除针对运动障碍外，同时控制其癫痫发作，以阻止脑损伤的加重。对同时存在的语言障碍、关节脱位、听力障碍等也需同时治疗。

（4）医生指导和家庭训练相结合，以保证患儿得到持之以恒的正确治疗。

（二）主要治疗措施

躯体训练主要通过制定治疗性训练方案来实施，常用的技术包括：软组织牵拉、抗异常模式的体位性治疗、调整肌张力技术、功能性运动强化训练、肌力和耐力训练、平衡和协调控制、物理因子辅助治疗等。具体治疗方法还有作业治疗、支具或矫形器的应用、语言治疗、心理行为治疗、特殊教育。

（三）药物治疗

目前还没发现治疗脑瘫的特效药物，可用小剂量苯海索缓解手足徐动症，改善肌张力；注射用 A 型肉毒毒素可缓解肌肉痉挛，配合物理治疗可治疗痉挛性脑瘫。

（四）手术治疗

主要用于痉挛型，目的是矫正畸形，恢复或改善肌力与肌张力的平衡。

（五）其他

如高压氧舱、水疗、电疗等，对功能训练起辅助作用。

第五章 呼吸系统疾病

第一节 急性上呼吸道感染

急性上呼吸道感染系由各种病原体引起的上呼吸道的急性感染（俗称"感冒"），是小儿最常见的疾病。该病主要侵犯鼻、鼻咽和咽部，根据主要感染部位的不同可诊断为急性鼻炎、急性咽炎、急性扁桃体炎等。

一、病因

90% 以上为病毒感染，主要有鼻病毒、呼吸道合胞病毒、流感病毒、副流感病毒、腺病毒、冠状病毒等。病毒感染后可继发细菌感染，最常见为溶血性链球菌，其次为肺炎链球菌、流感嗜血杆菌等。肺炎支原体也可引起上呼吸道感染。

婴幼儿时期由于上呼吸道的解剖和免疫特点而易患本病。营养障碍性疾病，如维生素 D 缺乏性佝偻病，亚临床维生素 A、锌或铁缺乏症等，或免疫缺陷病、被动吸烟、护理不当、气候改变和环境不良等因素，则易发生反复上呼吸道感染或使病程迁延。

二、临床表现

症状可轻可重。一般年长儿症状较轻，婴幼儿症状较重。

（一）一般类型上呼吸道感染

（1）症状：①局部症状有鼻塞、流涕、喷嚏、干咳、咽部不适和咽痛等。②全身症状有发热、烦躁不安、头痛、全身不适、乏力等。部分患儿有食欲缺乏、呕吐、腹泻、腹痛等消化道症状。

婴幼儿起病急，以全身症状为主，常有消化道症状，局部症状较轻。多有发热，体温可高达 39 ~ 40 ℃，热程 2 ~ 3 d 至 1 周，起病 1 ~ 2 d 可因高热引起惊厥。

（2）体征：可见咽部充血、扁桃体肿大，颌下淋巴结肿大。肺部听诊一般正常，肠道病毒感染者可见不同形态的皮疹。

（二）两种特殊类型上呼吸道感染

（1）疱疹性咽峡炎：①由柯萨奇病毒 A 组引起，好发于夏、秋季，起病急骤。②症状有高热、咽痛、流涎、厌食、呕吐等。③体征有咽部充血，咽腭弓、软腭、腭垂黏膜上可见数个至十数个 2 ~ 4 mm 灰白色的疱疹，周围有红晕，1 ~ 2 d 破溃形成小溃疡。疱疹也可发生于口腔的其他部位。④病程为 1 周左右。

（2）咽结合膜热：①病原体为腺病毒3型和7型，好发于春、夏季，散发或发生小流行。②症状有高热、咽痛、眼部刺痛，有时伴消化道症状。③体征有咽部充血，可见白色点块状分泌物，周边无红晕，易于剥离；一侧或双侧滤泡性眼结膜炎，可伴球结膜出血；颈及耳后淋巴结增大。④病程1～2周。

三、辅助检查

①病毒感染者外周血白细胞计数正常或偏低，中性粒细胞减少，淋巴细胞计数相对增高；病毒分离和血清学检查可明确病原；免疫荧光、免疫酶及分子生物学技术可做出早期诊断。②细菌感染者外周血白细胞计数可增高，中性粒细胞增高，在使用抗菌药物前行咽拭子培养可发现致病菌；C反应蛋白和前降钙素原有助于鉴别细菌感染。

四、鉴别诊断

（一）流行性感冒

简称流感，由流感病毒、副流感病毒引起，最大的特点是突然发生和迅速传播。临床症状较重，表现为发病急骤、发热、寒战、头痛、肌痛、乏力等不适，体温在39～41℃，流感的流行病史对诊断有重要意义。

（二）急性传染病早期

上呼吸道感染常为各种传染病，如麻疹、流行性脑脊髓膜炎、百日咳、猩红热等的前驱症状，应结合流行病史、临床表现及实验室资料等综合分析，并观察病情演变加以鉴别。

（三）胃肠道疾病

婴幼儿上呼吸道感染往往有呕吐、腹痛、腹泻等消化系统症状，可能被误诊为胃肠道疾病，必须慎重鉴别。

（四）急性阑尾炎

伴腹痛者应注意与急性阑尾炎鉴别。急性阑尾炎腹痛常先于发热，腹痛部位以右下腹为主，呈持续性，表现为有固定压痛点、反跳痛及腹肌紧张、腰大肌试验阳性等体征，白细胞及中性粒细胞计数增高。

（五）变应性鼻炎

有典型的过敏症状，常与吸入变应原有关。常打喷嚏、鼻痒、鼻塞、流清水样鼻涕，但一般不发热，鼻黏膜苍白、水肿，鼻腔分泌物涂片示嗜酸性粒细胞计数增多和（或）血清特异性IgE含量增高，上述表现支持变应性鼻炎的诊断。

五、防治

（一）治疗

（1）一般治疗：充分休息，多饮水，给予有营养且易消化的食物，增加维生素。

加强护理，保持室内空气新鲜和适当的温度与湿度。

（2）对症治疗：①发热。体温 38 ℃以下，一般可不处理。高热或有热惊厥史者应积极降温，可以头部冷敷，或对乙酰氨基酚口服 5 ~ 10 mg/kg，小儿解热栓肛门塞入，均有良好的降温作用。②鼻塞。轻者不必处理，影响哺乳时，可于授乳前用0.5% 麻黄碱 1 ~ 2 滴滴鼻。③止咳化痰。④镇静止痉。烦躁时苯巴比妥 2 ~ 3 mg/kg，口服。

（3）抗病毒药物治疗：因上感多为病毒所致，目前尚无有效的抗病毒药物，现常用的有利巴韦林口服或雾化吸入。

（4）抗菌药物治疗：链球菌所引起的咽炎或扁桃体炎，用青霉素类或第一代头孢菌素治疗，疗效较好。

（5）中药：辨证施治，有一定疗效。

（二）预防

（1）加强体育锻炼，多做户外活动，保持室内空气新鲜，增强营养和身体抵抗力，防止病原体入侵。

（2）根据气候变化适当增减衣服，加强护理，合理喂养，积极治疗佝偻病和营养不良。

（3）流行性感冒流行时不带孩子去公共场所、小儿集体机构，可用食醋2 ~ 10 mL/m³ 加水 1 ~ 2 倍，加热熏蒸至全部汽化，每日一次，连续 5 ~ 7 d。

（4）必要时可采用免疫调节剂。

第二节　急性支气管炎

急性支气管炎是婴幼儿时期的多发病、常见病，多继发于上呼吸道感染，也常为某些传染病（如麻疹、百日咳、白喉等）的一种临床表现。

急性支气管炎的病原体是各种细菌或病毒，或为混合感染。凡可引起上呼吸道感染的病原体均可引起急性支气管炎。在病毒感染的基础上，可继发细菌感染。常见的致病菌为肺炎链球菌、流感嗜血杆菌及 A 组 β 型溶血性链球菌等。营养不良、佝偻病、特应性体质等是本病发生的诱因。

一、临床表现

（1）发病可急可慢，多先有上呼吸道感染症状，逐渐出现明显的咳嗽。轻者无明显病容，重者可有发热、头痛、乏力、纳差、精神萎靡等症状，也可伴有腹痛、呕吐、腹泻等消化道症状。咳嗽一般持续 7 ~ 10 d。如不及时治疗感染，可向下蔓延导致肺炎。

（2）胸部听诊有或多或少不固定的干啰音及大、中湿啰音，咳嗽或体位变化后可减少或消失。

（3）血常规：白细胞数正常或偏低，继发细菌感染者可升高。胸部 X 射线检查多阴性或仅见双肺纹理增粗、紊乱。

二、诊断要点

根据患儿的呼吸道症状、体征，结合辅助检查多可诊断，但应注意与支气管异物、肿瘤压迫、肺炎早期等疾病相鉴别。

三、治疗

（一）一般治疗

（1）护理：①保持良好的家庭环境卫生，室内空气流通、新鲜，控制和消除各种有害气体和烟尘，家庭成员戒除吸烟习惯。②合理衣着，避免受凉；加强室内空气流通，以温度 18 ~ 20 ℃，湿度 60% 为宜；注意隔离，以防交叉感染。③加强体育锻炼，增强体质，提高耐寒能力和机体抵抗力。

（2）营养管理：由护士对患者的营养状况进行初始评估，记录在《住院患者评估记录》中。总分 ≥ 3 分，有营养不良的风险，需在 24 h 内通知营养科医生会诊，根据会诊意见采取营养风险防治措施；总分 < 3 分，每周重新评估其营养状况，病情加重应及时重新评估。根据需要给予营养丰富的饮食，重症患儿进食困难者，可给予鼻饲或肠道外营养；注意适当补充白开水。

（二）对症治疗

（1）镇咳化痰：一般不用镇咳药物，以免抑制中枢神经加重呼吸道炎症，导致病情恶化，但咳嗽重、妨碍休息者可给予适量镇咳药物，痰多者可口服镇咳化痰药，喘憋严重者也可给予雾化吸入治疗。帮助患儿定时变换体位，空心拳拍背，可以促使痰液排出。

（2）如果合并发热、呕吐腹泻等给予相应对症处理，注意补充水、电解质，保持内环境稳定。

（三）对因治疗

根据病原学结果选用合适的抗病毒治疗，并发细菌感染者，可选用适当的抗菌药物治疗。

第三节　毛细支气管炎

毛细支气管炎是婴儿期常见的下呼吸道炎症性疾病，多见于 2 岁以内，尤以 6 个月左右婴儿最为多见。微小的呼吸道管腔易因黏稠分泌物阻塞、黏膜水肿及平滑肌痉挛（1 岁半以内）而发生梗阻，并可引起肺气肿或肺不张。本病在我国北方多发于冬春两季，呈散发性或流行性发病，后者称为流行性毛细支气管炎，又因该病是以喘憋为主要特征的一种特殊类型肺炎，故又称喘憋性肺炎。

本病可由不同的病原所致，呼吸道合胞病毒最常见，其次为副流感病毒（以3型最常见）、腺病毒等。亦可伴细菌混合感染。

一、临床表现

感染是以上呼吸道感染症状开始。大多数有接触呼吸道感染患者的历史，接触后潜伏期为 4 ~ 5 d。初始出现上呼吸道症状，2 ~ 3 d 后出现下呼吸道症状，症状轻重不等，重者呼吸困难发展很快，迅速出现发作性喘憋。大多数婴儿有发热，体温高低不一，低热（或无热）、中等发热及高热各占 1/3，一般伴有呕吐，但不严重，多无严重腹泻。由于肺气肿和胸腔膨胀压迫腹部，使进食和喂养困难。喘憋发作时呼吸加速、费力，呻吟并伴呼气延长和呼气喘憋。婴儿呼吸频率 60 ~ 80 次 /min，甚至 100 次 /min 以上，脉搏快而细，150 ~ 200 次 /min。患儿有明显的鼻煽和三凹征，部分面色苍白和发绀。

胸部检查时可见胸廓饱满呈桶状，叩诊呈鼓音（或过清音），听诊可闻哮鸣音，偶闻笛音，当喘憋缓解时，可有弥漫性细湿啰音、中湿啰音或捻发音。因肺气肿严重致横膈和肝脾下移，由于过多换气引起不显性失水量增加，加之入量不足，部分患儿多发生较严重脱水，小婴儿还可能发生代谢性酸中毒。其他症状包括轻度结膜炎，程度不等的喉炎，少数病例有中耳炎。

典型病儿的血气分析显示 PaO_2 下降和 $PaCO_2$ 正常或增高。pH 值与疾病严重程度相关。病情较重的婴儿可有代谢性酸中毒，由于通气 / 灌流不均而出现低氧血症。严重者可发生 Ⅰ 型或 Ⅱ 型呼吸衰竭。

胸部 X 射线表现不均一。大部分病例表现有全肺程度不等的阻塞性肺气肿，约半数有支气管周围炎影像或有肺纹理增厚，可出现小点片阴影。10% 的病例出现肺不张，呼吸道合胞病毒感染后多可检测到肺功能异常。10% ~ 50% 呼吸道合胞病毒下呼吸道感染患儿可发生复发性喘息。在呼吸道合胞病毒支气管肺炎分泌物中检测到较高水平呼吸道合胞病毒 –IgE 特异性抗体的患儿中，有 70% 患儿具有喘息症状。

本病病程一般为 5 ~ 10 d，预后较佳。近年来治疗措施得当，发展成重症者已较少见。

二、诊断要点

本病发病年龄偏小（2 岁以内），发病初期即出现明显喘憋；体检两肺闻及喘鸣音及细湿啰音。

X 射线检查胸片显示明显肺气肿及小片状阴影。本病诊断不难，但尚需与支气管哮喘、粟粒性肺结核、呼吸道异物等相鉴别。

三、治疗

（一）一般治疗

1. 护理

合理衣着，避免受凉；加强室内空气流通，以温度 18 ~ 20 ℃，湿度 60% 为宜；注意隔离，以防交叉感染；经常变换体位，以减少肺部瘀血，促进炎症吸收；咳嗽、痰多者可以合适的力量拍背促进排痰。

2. 营养管理

由护士对患者的营养状况进行初始评估，记录在《住院患者评估记录》中。总分 ≥ 3 分，有营养不良的风险，需在 24 h 内通知营养科医生会诊，根据会诊意见采取营养风险防治措施；总分 < 3 分，每周重新评估其营养状况，病情加重应及时重新评估。

根据需要给予营养丰富的饮食，重症患儿进食困难者，可给予鼻饲或肠道外营养；注意适当补充白开水。

3. 其他一般治疗

重症患儿可采用不同方式吸氧，如鼻前庭导管给氧、面罩或氧帐吸氧等。重症喘憋病例合理应用雾化吸入，对患儿有一定帮助，可稀释痰液，易于咳出。一般雾化可与给氧同时进行，雾化后及时予以拍背、吸痰以保持呼吸道通畅。注意水和电解质的补充，纠正酸中毒和电解质紊乱，适当的液体补充还有助于气道的湿化。但要注意输液速度，过快可加重患儿心脏负担。

（二）对症治疗

（1）喘憋的治疗：①喘憋较重者，应抬高头部和胸部，以减轻呼吸困难。缺氧明显时最好雾化给氧。②使用高渗盐水（3%）射流雾化可以减轻支气管黏膜水肿，减轻喘憋症状。< 2 岁，每次 2 ~ 4 mL，轻症患儿每日 3 ~ 4 次，直至出院；重症患儿可采取连续 8 次雾化后改为每日 3 ~ 4 次，直至出院。③射流雾化器雾化乙酰半胱氨酸可以帮助祛痰，每次 3 mL，每日 1 ~ 2 次。④喘憋发作期间，宜用异丙嗪镇静并缓解支气管痉挛（> 2 岁患儿使用），一般口服，每次 1 mg/kg，每日 2 次；或口服氯苯那敏（≤ 2 岁使用）。烦躁明显者可加用水合氯醛灌肠。

（2）解痉平喘：①使用支气管扩张药，如 β_2 受体激动剂（首选吸入应用），抗胆碱能药物（吸入），茶碱类药物。硫酸镁静脉滴注亦可平喘，可以试用。②雾化药物一般使用射流雾化器雾化吸入，可单用沙丁胺醇或联合使用抗感染药物布地奈德混悬液、异丙托溴铵。布地奈德混悬液，每次 0.5 ~ 1 mg，每日 2 次，或遵医嘱。沙丁胺醇 2.5 ~ 5.0 mg，每日 3 ~ 4 次，或遵医嘱，初始剂量以 2.5 mg 为宜。异丙托溴铵，< 6 岁，每次 250 μg；6 ~ 12 岁，每次 250 ~ 500 μg。③喘鸣严重时可静脉滴注甲泼尼龙 1 ~ 2 mg/（kg·d）或口服泼尼松 1 mg/（kg·d），连用 3 ~ 7 d。

（3）镇咳：频繁干咳影响睡眠及休息者，可服少量镇咳药物，如复方福尔可定糖浆，每日 2 ～ 3 次，应注意避免用药过量及时间过长，影响纤毛的生理性活力，使分泌物不易排出。

（4）其他：保持呼吸道通畅，保证液体摄入量，纠正酸中毒，并及时发现和处理呼吸衰竭及其他生命体征危象。

（三）抗病原体药物治疗

如系病毒感染所致，可用利巴韦林静脉滴注或雾化吸入，亦可试用 α- 干扰素肌内注射，但其疗效均不肯定。支原体感染者可应用大环内酯类抗菌药物，有细菌感染者应用适当的抗菌药物治疗。

（四）生物制品治疗

重症患儿可静脉注射免疫球蛋白 400 mg/（kg·d），连续 3 ～ 5 d，能够缓解临床症状，减少患儿排毒量和缩短排毒期限。静脉注射抗呼吸道合胞病毒免疫球蛋白的疗效与静脉注射免疫球蛋白相当，抗呼吸道合胞病毒单克隆抗体对高危婴儿（早产儿、支气管肺发育不良患儿、先天性心脏病患儿、免疫缺陷病患儿）和毛细支气管炎后反复喘息发作者的预防效果确切，但容易导致呼吸道合胞病毒发生基因突变，而对该单克隆抗体产生抗性。

第四节　支气管扩张

支气管扩张可分为先天性和后天性两大类。先天性支气管扩张较少见，可因支气管软骨发育缺陷或气管支气管肌肉及弹力纤维发育缺陷所致。后天性支气管扩张常继发于反复呼吸道感染、百日咳、麻疹和腺病毒重症肺炎等。支气管扩张可为局限性，亦可广泛存在。

一、临床表现

（一）症状

主要为咳嗽与多痰。多见于清晨起床后或变换体位时，痰量或多或少，含稠厚脓液，臭味不大，常有不规则发热，病程日久者可见不同程度的咯血、贫血和营养不良。患儿易患上、下呼吸道感染，常常在同一病区复发肺炎，甚至并发肺脓肿。

（二）体征

与肺炎近似，但轻重不一，有时听诊无异常，但大多数在肺底可闻湿啰音，有时听到喘鸣音，管状呼吸音，痰鸣音或呼吸音减低及呼吸音不对称等。病程久者可出现胸廓畸形、气管移位、杵状指（趾）等。还可合并鼻窦炎、营养不良、肝脾肿大、淀粉样变性病及肥大性骨关节病。

（三）实验室检查

外周血白细胞总数及中性粒细胞多在正常范围，继发感染时则可升高。血红蛋白一般无明显改变，个别有轻度贫血，红细胞沉降率轻度增快。

痰液检查无恒定致病菌，多为混合感染，故在治疗前宜进行痰液培养药物敏感试验。

（四）X 射线检查

（1）肺部检查：轻者只有肺纹理增多，排列紊乱，边缘模糊；病变明显时双中下肺可见大小不等的环状透光阴影、卷发影或蜂窝状影，以肺底部和肺门附近为多见，常伴有肺段或肺叶不张。继发肺部感染时，常见云絮状或斑片状阴影，吸收缓慢。

（2）支气管部检查：体层 X 射线检查 /CT 检查可见变形的支气管，支气管镜检查可以识别病变的性质，推测病变的部位，为支气管造影创造条件。支气管造影可显示支气管形态，更能明确支气管扩张病变的部位、范围和性质。

二、诊断依据

（1）慢性咳嗽、大量脓痰、反复咯血及肺部感染等病史。肺部闻及固定而持久的局限性湿啰音。

（2）肺高分辨率薄层 CT 或支气管造影显示支气管腔扩张和管壁增厚。

三、治疗

（一）一般治疗

（1）护理：给予支持疗法增加营养，补充维生素以改善全身营养状况，酌情输血、血浆等。出现发绀、呼吸困难者及时给氧；发热者应及时给予降温，出现烦躁不安可给予镇静等对症处理。

（2）营养管理：由护士对患者的营养状况进行初始评估，记录在《住院患者评估记录》中。总分 ≥ 3 分，有营养不良的风险，需在 24 h 内通知营养科医生会诊，根据会诊意见采取营养风险防治措施；总分 < 3 分，每周重新评估其营养状况，病情加重应及时重新评估。重症患儿进食困难者，可给予鼻饲或肠道外营养；注意适当补充白开水。

（二）病原学治疗

（1）对症治疗：解除诱发因素，积极根治合并的慢性鼻窦炎、慢性扁桃体炎等。

（2）经验治疗：抗菌药物选择的原则应兼顾球菌、杆菌及厌氧菌。

（3）病因治疗：根据痰培养结果选择抗菌药物。

（三）对因治疗

（1）保持支气管通畅，积极排出痰液。

（2）体位引流；通过支气管镜引流；应用支气管扩张药；止血治疗。

第五节　肺脓肿

肺脓肿是化脓性细菌感染所致的肺化脓症。可见于各年龄组小儿，以继发于肺炎者为多见，亦可由呼吸道异物吸入或继发于败血症及邻近组织化脓病灶的直接蔓延所致（如肝阿米巴或膈下脓肿等），此外肺囊肿、肺部肿瘤或异物压迫也可继发肺化脓性感染。病原菌以金黄色葡萄球菌、厌氧菌常见，其他细菌包括肺炎链球菌、流感嗜血杆菌、大肠埃希菌、克雷伯菌、铜绿假单胞菌和厌氧菌等。肺吸虫、蛔虫、阿米巴、真菌感染也可引起肺脓肿。原发性或继发性免疫功能低下和免疫抑制剂应用均可促其发生。急性期如积极治疗多数可以治愈，超过 3 个月则脓腔周围纤维组织增生，洞壁增厚，称为慢性脓肿。

一、临床表现

（一）症状

起病较急，多数有高热，畏寒，热型不一，以间歇热或弛张热最为常见，可伴寒战，常有咳嗽、呼吸急促、面色苍白、乏力盗汗、精神不振、纳差、体重下降等；年长儿可诉胸痛，病初可咳出少量痰液，随着病变的进展，脓肿与支气管相通，咳嗽加重并咳出大量臭味脓痰，有时痰中带血甚至大量咯血。痰量多时收集起来静置后可分三层：上层为黏液或泡沫，中层为浆液，下层为脓块或坏死组织。病变发展快时可形成张力性脓气胸及支气管胸膜瘘。

（二）体征

多有中毒症状或慢性消耗表现。脓肿早期可因病变范围小、位置较深，常无异常体征。脓肿形成后，其周围有大量炎性渗出，局部叩诊可呈浊音或实音，语颤增强，呼吸音减弱。脓痰咳出后如脓腔较大，已与支气管相通时，叩诊可呈空瓮音，听诊可闻管状呼吸音，严重者可出现呼吸困难、发绀，数周后可出现杵状指（趾）等。如有支气管胸膜瘘则可出现脓胸或脓气胸的相应体征。

（三）实验室检查

急性期外周血白细胞数及中性粒细胞数有明显增高，可有核左移。慢性期白细胞数增高不明显，可有贫血、血沉增快。痰培养或涂片可获致病菌，脓痰下层部分镜下见弹力纤维。

（四）X射线检查

早期胸部 X 线摄片显示片状致密阴影，边缘不清。脓腔形成后，若脓液经支气管咯出，胸片可见空洞，内见液平面，周围为炎性浸润影。脓肿可单发或多发，慢性肺脓肿则以厚壁空腔为主要表现，周围为密度增高的纤维索条。异物吸入引起者，则以两下肺叶多见。

（五）纤维支气管镜检查

对异物吸入所致的肺脓肿，可取出异物，也可以取脓液进行细菌培养或将抗菌药物注入脓腔治疗。

二、诊断要点

除根据上述病史、症状、体征和实验室检查资料外，主要依靠 X 射线后前位及侧位胸片示片状致密阴影或空洞其内有液平面，同时可以测定脓肿的数目、大小及部位。空洞边缘较厚，其周围的组织有炎性浸润，脓肿的大小比较稳定，在短时间内改变不大。B 型超声、CT 检查可协助鉴别肺脓肿和脓胸。本病应与肺大疱、先天性肺囊肿、支气管扩张继发感染及包裹性脓胸、肺结核相鉴别。

三、治疗

（一）一般治疗

（1）护理：注意休息，供给充足水分，宜给能量丰富、含有较多维生素并易于消化吸收的食物。有缺钙病史者应同时补充钙剂。

（2）营养管理：由护士对患者的营养状况进行初始评估，记录在《住院患者评估记录》中。总分 ≥ 3 分，有营养不良的风险，须在 24 h 内通知营养科医生会诊，根据会诊意见采取营养风险防治措施；总分 < 3 分，每周重新评估其营养状况，病情加重应及时重新评估。重症患儿进食困难者，可给予鼻饲或肠道外营养；注意适当补充白开水。

（3）疼痛管理：由护士对患者的胸痛情况进行初始评估，疼痛评分在 4 分以上的，应在 1 h 内报告医生，联系麻醉科医生会诊。

（二）抗菌药物治疗

在一般抗细菌感染用药的基础上，根据临床疗效和细菌培养及药物敏感试验，选用合适的抗菌药物，疗程 4 ~ 6 周，必要时适当延长。除全身用药外，还可用抗菌药物液雾化吸入。亦可自气管滴注抗菌药物，使在脓腔内达到较高的药物浓度。

（三）痰液引流

痰液引流是重要的治疗手段。常用方法有以下几种。

（1）引流前先做雾化吸入并口服祛痰药，鼓励咳嗽，轻拍背部，使痰液易于排出。根据病变部位，进行体位引流，每日 3 次。

（2）引流不畅或治疗效果不佳时，可做支气管镜检查吸出脓痰并注入抗菌药物，将纤维支气管镜插至病变部位的支气管开口处吸痰，常规送细菌培养、结核分枝杆菌和细胞学检查。用生理盐水局部反复冲洗，然后注入抗菌药物，每周 1 ~ 2 次，直至症状消失。局部用抗菌药物须根据药物敏感试验而定。

（3）若脓腔较大又靠近胸壁，依据 X 射线检查或超声波定位，在常规消毒下经肺直接穿刺脓腔，尽可能将脓液抽净，然后注入稀释的抗菌药物。但经肺穿刺有一定的危险性，易发生气胸和出血，应做好给氧及止血的准备。尽量避免反复穿刺，以免引起健康的肺组织和胸腔感染。

（4）经皮穿刺放置引流管：经正侧位 X 线胸片或 X 线透视确定脓腔部位后，首先在局部麻醉下用细长针试穿胸腔，一旦抽出脓液，立即停止抽吸，按原路径及深度插入导管穿刺针，置入内径 11.5 mm 的细长尼龙管或硅胶管至脓腔内，退出导管。置管长度应使尼龙管在管腔内稍有卷曲，便于充分引流。皮肤缝线固定尼龙管，定时经管抽吸脓液，用生理盐水或抗菌药物液灌洗脓腔，管外端接低负压引流袋。等脓液引流干净，复查 X 线胸片，脓腔基本消失后夹管数天，无发热、咳脓痰等症状，拔管。此方法创伤小，置管不受脓腔部位限制，并可多个脓腔同时置管引流。

（四）支持疗法

注意休息及营养，给予高能量、高蛋白、高维生素、易消化饮食，重症或体质虚弱者可少量多次输注氨基酸、血浆或全血。

第六节　化脓性胸膜炎

化脓性胸膜炎是胸膜化脓性感染并有胸腔积脓，故又称为脓胸。多继发于肺部感染和败血症，胸腔积脓多时可涉及整个一侧胸腔，亦可局限一处成包裹性脓胸。此病可发生于任何年龄，多见于 2 岁以下的婴幼儿，年长儿多继发于未经适当治疗的肺炎、败血症或其他邻近器官的炎症。病原菌以化脓性球菌为主，最常见为金黄色葡萄球菌，其次为流感嗜血杆菌、肺炎链球菌，也可见于革兰氏阴性杆菌、厌氧菌。

一、临床表现

（一）症状

在肺炎、败血症等治疗过程中，如持久不愈，体温持续高热不退或退后复升，全身情况恶化，出现咳嗽、发憋、气急、胸痛、发绀、呼吸困难等应考虑并发脓胸。如突然出现呼吸困难、烦躁、发绀，甚至发生呼吸、循环衰竭症状，应考虑有张力性气胸。脓胸的病情视积脓多少及肺组织压缩程度而异。

（二）体征

肺部体征视积脓多少而不同。大量积脓时，患侧胸廓呼吸运动受限，胸廓饱满，肋间隙增宽，语颤减低，叩诊积液部位为实音或浊音，并可随患儿体位改变而变化。听诊呼吸音减低或完全消失，在肺与积液交界面附近可听到管状呼吸音，有肺炎者则同时有湿啰音。脓液大量时，可出现纵隔移位，心尖搏动移位。胸膜发生粘连时呈包裹性脓胸。脓胸病程超过 2 周时可出现胸廓塌陷，肋间隙变窄，胸段脊柱凸向对侧或侧弯，当脓胸感染完全控制后，这些畸形多能逐渐恢复。

二、辅助检查

（一）实验室检查

外周血白细胞数明显增高，多在 $20 \times 10^9/L$ 以上，中性粒细胞增高，有核左移及中毒颗粒。血清 C 反应蛋白可增高。

（二）胸腔穿刺抽出液检查

多为脓性，白细胞数增高以中性粒细胞为主，培养或涂片可获病原菌，并做药物敏感试验，为选用抗菌药物做依据。脓液性状与病原菌有关，金黄色葡萄球菌感染为黄绿色或黄褐色，脓液极黏稠；肺炎链球菌感染为黄色黏稠脓液；链球菌感染为淡黄色稀薄脓液；厌氧菌感染为恶臭脓液。

（三）X 射线检查

脓液少时，立位 X 线胸片可见肋膈角消失或膈肌运动受限，胸腔下部积液处可见抛物线样弧形阴影，且随体位而改变。脓液多时，一侧胸腔呈均匀密度增高影，其内不见肺纹理，肋间隙增宽，纵隔和心脏向健侧移位。进入气体后可见气液平面。如因粘连而成包裹性脓胸，则 X 线胸片可见梭形或卵圆形阴影，位置相对固定，不随体位有所改变。采取不同体位（立位、仰卧位、侧卧位）摄 X 线胸片或 X 线透视，可以帮助判断胸膜腔积液量的多少，积液的位置，有无包裹。

（四）超声检查

可确定积脓的部位、多少，用于胸腔穿刺定位及鉴别胸腔积液与胸膜增厚。

三、诊断及鉴别诊断

根据严重的感染中毒症状，呼吸困难，气管和心浊音界向对侧移位，病侧叩诊大片浊音，且呼吸音明显降低，大致可考虑为脓胸。

胸部 X 射线检查可确诊胸腔有积液。积液时 X 线胸片可见大片均匀昏暗影，肺纹多被遮没，且纵隔明显被推向对侧。边缘清楚的片状阴影，可能为包裹性脓胸。肺叶间积液时，侧位 X 线胸片显示叶间梭状阴影。必要时可行 CT 检查。

此病确诊必须根据胸腔穿刺抽得脓液，并做脓液培养及涂片检查。

本病常需与大叶性肺炎、肺不张、大量心包积液、大范围的肺萎陷、巨大肺大疱及肺脓肿、疝疾、巨大疱下脓肿、肺包虫或肝包虫病、结缔组织病合并胸膜炎相鉴别。

四、治疗

（一）一般治疗

（1）护理：给予支持疗法增加营养，补充维生素以改善全身营养状况，酌情输血、血浆等。出现发绀、呼吸困难者及时给氧；发热者应及时给予降温；出现烦躁不安可给予镇静等对症处理。

（2）营养管理：由护士对患者的营养状况进行初始评估，记录在《住院患者评估记录》中。总分≥3分，有营养不良的风险，需在24 h内通知营养科医生会诊，根据会诊意见采取营养风险防治措施；总分＜3分，每周重新评估其营养状况，病情加重应及时重新评估。重症患儿进食困难者，可给予鼻饲或肠道外营养；注意适当补充白开水。

（3）疼痛管理：由护士对患者胸痛情况进行初始评估，疼痛评分在4分以上的，应在1 h内报告医生，联系麻醉科医生会诊。

（二）对症治疗

控制感染应尽早明确病原菌。未明确前，可根据病史及脓液的性质选择2种以上的有效抗菌药物，足量静脉给药，脓液培养结果回报后可根据药敏选用抗菌药物。如为金黄色葡萄球菌及表皮葡萄球菌感染，应选用头孢菌素加半合成青霉素类；对肺炎链球菌感染仍首选青霉素；对革兰氏阴性杆菌感染可用二、三代头孢菌素或与氨基糖苷类合用；疑有厌氧菌感染可用甲硝唑治疗。一般疗程在4周以上，至体温和白细胞计数正常，脓液吸收后再逐渐停药。

胸腔穿刺抽脓为重要的治疗手段，应尽早进行。

（1）穿刺疗法原则：①诊断性穿刺可定性定位。②3 d内可采用每天穿刺抽脓使肺膨胀。③任何时间脓液增多或有张力时，均应先胸腔穿刺再考虑引流。④早期脓液较稀时，胸腔穿刺可每天或隔天1次，尽量把脓抽尽，直至脓液消失。脓液黏稠时，可注入生理盐水冲洗，还可适当注入抗菌药物。在穿刺排脓时，如出现频繁咳嗽、呼吸困难或有休克症状，应立即停止操作，给予吸氧等处理。

（2）胸腔闭式引流：若经穿刺排脓，3 d后脓液增长快，量多且稠，不易抽尽，中毒症状不见好转，穿刺排脓不畅及呼吸困难或胸壁已发生感染，病灶呈包裹性而穿刺困难时，应尽可能采取闭式引流。适应证为①年龄小，中毒症状重；②脓液黏稠，反复穿刺排脓不畅或包裹性不宜穿刺引流；③张力性脓气胸，紧急时在患侧胸前第2～3肋间先穿刺排气，达到减压后再做闭式引流；④有支气管胸膜瘘或内科治疗1个月，临床症状未见好转或胸壁已并发较严重感染者。

第六章　消化系统疾病

第一节　消化性溃疡

一、疾病概述

消化性溃疡主要指发生于胃和十二指肠的慢性溃疡。各年龄儿童均可发病，以学龄儿童多见。十二指肠溃疡较胃溃疡多见。临床表现主要为腹痛、厌食、呕吐、呕血、黑粪，年长儿可见反酸、嗳气，部分患儿可无症状，并发消化道出血方就诊。溃疡呈圆形、椭圆形、线性、不规则形或霜斑样，底部平坦，边缘整齐，为白苔或灰白苔所覆盖。国内消化性溃疡的检出率明显高于欧美国家。胃十二指肠纤维内镜检查为最可靠的方法。

二、临床特点

（一）症状

一般认为 10 岁以上的病例，症状明显，10 岁以下者，临床表现无定型。

新生儿和小婴儿以继发性溃疡多见，起病急，多以穿孔、出血就诊，易被原发病掩盖，常无特异症状。早期出现哭闹、拒食，很快发生呕吐、呕血及便血。最常见的并发症为穿孔，发生腹膜炎症状，腹痛、腹胀明显，腹肌强直，常伴发休克。

幼儿主要症状为反复发作性脐周及上腹部疼痛，时间不固定，不愿进食，食后常加重，或以反复呕吐为主要表现，往往食欲差、发育不良或消瘦。

年长儿的临床表现与成人相似，诉上腹部疼痛，局限于胃或十二指肠部，有时达后背和肩胛部。胃溃疡大多在进食后疼痛，十二指肠溃疡大多在饭前和夜间疼痛，进食后常可缓解。有些患儿因伴幽门痉挛常呕吐、嗳气和便秘。偶或突然发生呕血、血便以及胃穿孔。

（二）体征

脐周或上腹部压痛，并发穿孔发生腹膜炎后，可见腹胀、腹痛明显，腹肌强直，压痛、反跳痛阳性。

（三）症状加重及缓解因素

（1）加重因素：饮食习惯不当，如暴饮暴食，精神创伤及服用对胃黏膜有刺激性作用的药物。

（2）缓解因素：良好的生活习惯，饮食定时定量，避免过度精神紧张。

（四）并发症

主要为出血、穿孔和幽门梗阻，常可伴发缺铁性贫血，重症者可出现失血性休克。如溃疡穿孔至邻近器官或腹腔，可出现腹膜炎、胰腺炎等。

三、规范诊断

（一）诊断标准

小儿消化性溃疡由于症状不典型，诊断较成人困难。如空腹时反复发生上腹部疼痛及压痛伴呕吐者可拟诊为溃疡病。上消化道内镜检查是公认的诊断溃疡病准确率最高的方法。X 射线钡餐检查发现持久充盈的溃疡壁龛影是可靠的诊断依据。

（二）疗效判定

溃疡愈合：临床症状消失，镜下溃疡愈合或瘢痕形成。

幽门螺杆菌（Hp）根除：停药 4 周，Hp 转阴。①治疗有效：临床症状消失或好转，镜下溃疡未愈合和（或）Hp 阴转。②治疗无效：经药物治疗 4 周，临床症状未全改善，胃镜下溃疡未愈，Hp 未转阴。

四、医嘱处理

（一）接诊检查

1. 粪隐血试验

阳性者提示可能有活动性溃疡。

2. 上消化道内镜检查

是目前诊断准确率最高的检查方法，可判断溃疡病灶大小、周围炎症等情况，也可取黏膜活检和控制活动性出血。镜下可见黏膜缺损呈圆形、椭圆形、不规则形，底部平坦，边缘整齐，为白苔或灰白苔覆盖，周围黏膜充血水肿或放射状聚集。

3. 胃肠 X 射线钡餐检查

发现胃或十二指肠壁龛影可确诊。

（二）规范处理

1. 一般治疗

饮食规律，避免进食过硬、过冷、过酸、粗糙的食物和酒类及含咖啡因的饮料；改变睡前进食的习惯；避免精神紧张；尽量不用或少用对胃有刺激性的药物如非甾醇类抗炎药和肾上腺皮质激素等药物；应激性溃疡应积极治疗原发病。

2. 药物治疗

（1）抑制胃酸的治疗：①H$_2$ 受体拮抗剂。雷尼替丁 3 ~ 5 mg/（kg·d），每 12 h 1 次或睡前 1 次服用，疗程 4 ~ 8 周；西咪替丁 10 ~ 15 mg/（kg·d），每 12 h 1 次或睡前 1 次服用，疗程 4 ~ 8 周；法莫替丁 0.9 mg/（kg·d），睡前 1 次服用，疗程

2～4周。②质子泵抑制剂（PPI）。奥美拉唑 0.6～0.8 mg/（kg·d），清晨顿服，疗程 2～4周。③中和胃酸的药物。较常用的是氢氧化铝凝胶、复方氢氧化铝片、铝碳酸镁、复方碳酸钙等，饭后 1 h 服用。片剂宜嚼（或研）碎后服用。

（2）胃黏膜保护药。①硫糖铝：每日 10～25 mg/kg，分 3 次口服，餐前 2 h 服用，疗程 4～8周，优点是安全，偶可引起便秘、恶心。该药分子中含铝，长期服用，尤其当肾功能不全时会引起铝中毒。②枸橼酸铋钾：每日 6～8 mg/kg，分 3 次口服，疗程 4～6周，长期、大剂量应用铋剂，尤其合并肾衰竭时可致神经系统不可逆性损害。小儿应用时应谨慎，严格掌握剂量和疗程，最好监测血铋。③柱状细胞稳定药：麦滋林–S、替普瑞酮、吉法酯等，主要作为溃疡辅助用药，尤其与抗胃酸分泌类药物联合应用，有促进溃疡愈合作用，也用于溃疡病恢复期维持治疗，以促进溃疡愈合质量及胃黏膜功能恢复，防止复发。

（3）抗 Hp 治疗。有 Hp 感染的消化性溃疡，需用抗菌药物治疗，常用的有：枸橼酸铋钾每日 6～8 mg/kg；羟氨苄西林每日 30～50 mg/kg；克拉霉素每日 15～20 mg/kg；甲硝唑每日 25～30 mg/kg；呋喃唑酮每日 3～5 mg/kg，分 3 次口服。目前多主张联合用药，可参考以下方案：PPI 加两种抗菌药物 1～2周（羟氨苄西林 4周，甲硝唑 2周，替硝唑 2周，呋喃唑酮 2周或克拉霉素 2周）；枸橼酸铋钾 4～6周加 H_2 受体阻抗剂（H_2RA），4～8周加一种抗菌药物；枸橼酸铋钾 4～6周加上述抗菌药物中的两种；H_2RA 加两种抗菌药物 2～4周。

3. 手术治疗

一般无须手术治疗，但有以下情况，应考虑手术治疗：①急性溃疡穿孔；②大量、反复出血，内科保守治疗无效；③器质性幽门梗阻；④顽固性或难治性溃疡。

（三）注意事项

Hp 在溃疡的发生中起重要作用，对于有 Hp 感染的消化性溃疡，需用抗菌药物治疗。

五、诊治进展

儿童消化性溃疡可缺乏或无溃疡病史，而以突然出血、穿孔等并发症急症就医，即使有病史者也往往不典型或模糊不清，年龄越小变异越大，症状越不明显。年长儿童接近成人溃疡病症状。对患儿消化不良及多次发生上腹部疼痛或隐痛、饱满不适等症状，而无其他疾病证据可以解释者，均应考虑本病，给予必要检查，以求早期诊断及时治疗，避免或减少并发症的发生。

研究发现，儿童消化性溃疡男孩多于女孩，其比例为 3.8∶1，以十二指肠球部溃疡为主，占 90.3%，Hp 感染率为 87.5%，症状多变，腹痛、黑粪是常见症状。

第二节　慢性胃炎

慢性胃炎是指多种致病因素长期作用，引起胃黏膜炎症性改变。慢性胃炎分为慢性浅表性胃炎和慢性萎缩性胃炎两种。

一、病因

慢性胃炎发病原因至今尚未明了，多数学者公认的病因包括 Hp 感染、十二指肠胃反流、药物作用、饮食习惯、免疫因素等。

二、临床表现

与胃炎有关的症状有腹痛、腹胀、呃逆、反酸、恶心、呕吐、食欲缺乏、腹泻、无力、消瘦等。反复腹痛是最常见的症状，年长儿多可指出上腹痛，多发生在餐后，幼儿和学龄前儿童多指脐周不适。慢性胃炎无明显特殊体征，部分患儿可表现为面色苍黄、舌苔厚腻、腹胀、上腹和脐周轻压痛。

三、辅助检查

（一）实验室检查

（1）胃酸：浅表性胃炎胃酸水平正常或偏低，萎缩性胃炎则明显降低，甚至缺酸。

（2）前列腺素：慢性胃炎的黏膜内前列腺素含量降低。

（3）Hp 检测：包括 ^{13}C– 尿素呼气试验、大便 Hp 抗原检测、血 Hp 抗体检测及胃镜下取胃黏膜行快速尿素酶试验、黏膜组织切片染色 Hp、Hp 培养等。

（二）器械检查

包括上消化道钡剂检查、胃超声检查、胃电图检查、胃镜等，前 3 项可为慢性胃炎诊断提供参考，目前诊断胃炎最好的方法是胃镜检查与黏膜组织活检相结合。

四、诊断标准

慢性胃炎诊断及分类主要根据胃镜下表现和病理组织学检查。

（一）胃镜诊断依据

（1）黏膜斑：黏液增多牢固附着于黏膜，以水冲后，黏膜表面发红或糜烂、剥脱。

（2）充血：与邻区比较，黏膜明显呈斑块状或弥漫性变红。

（3）水肿：黏膜肿胀，稍苍白、反光强，胃小凹明显，黏膜脆弱，易出血。

（4）微小结节形成：又称胃窦小结节或淋巴细胞样小结节增生。胃壁平坦时，与周围黏膜相比，增生处胃黏膜呈微细或粗颗粒状或结节状。

（5）糜烂：局限或大片发生，伴有新鲜或陈旧出血点，当糜烂位于黏膜层时称平坦性糜烂；高于黏膜面时称隆起型糜烂，隆起呈小丘疹状或疣状，顶部有脐样凹陷。

（6）花斑：红白相间，以红为主。

（7）出血斑点：胃黏膜出现散在小点状或小片状新鲜或陈旧出血。此外，如发现幽门口收缩不良、反流增多、胆汁反流，常提示胃炎存在，应注意观察。

（二）病理组织学改变

（1）上皮细胞变性，小凹上皮细胞增生，固有膜炎症细胞浸润、腺体萎缩。炎症细胞主要是淋巴细胞、浆细胞。

（2）根据有无腺体萎缩，慢性胃炎诊断为慢性浅表性胃炎或慢性萎缩性胃炎。

（3）根据炎症程度，慢性浅表性胃炎分为轻度、中度、重度。①轻度：炎症细胞浸润较轻，多限于黏膜的浅表 1/3，其他改变均不明显。②中度：病变程度介于轻、重度之间，炎症细胞累及黏膜全层浅表的 1/3 ~ 2/3。③重度：黏膜上皮变性明显，且有坏死、胃小凹扩张、变长变深，可伴肠腺化生，炎症细胞浸润较重，超过黏膜 2/3，可见固有层内淋巴滤泡形成。

（4）如固有层见中性粒细胞浸润，应注明"活动性"。

五、鉴别诊断

慢性胃炎可通过胃镜、B 超、24 h pH 值监测综合检查，排除肝、胆、胰疾病和消化性溃疡、反流性食管炎等；在胃炎发作期，应注意与胃穿孔或阑尾炎早期鉴别。

（一）消化性溃疡

消化性溃疡以上腹部规律性、周期性疼痛为主，而慢性胃炎疼痛很少有规律性，并以消化不良为主，鉴别依靠胃镜检查。

（二）慢性胆道疾病

慢性胆囊炎、胆石症常有慢性右上腹痛、腹胀、嗳气等消化不良的症状，容易误诊为慢性胃炎。但该病胃肠镜检查无异常发现，胆囊 B 超可确诊。

六、治疗

（一）一般治疗

慢性胃炎缺乏特殊疗法，以对症治疗为主，首先进行根除 Hp 治疗。

（1）护理：养成良好的饮食习惯及生活规律，少吃生冷及刺激性食物。

（2）营养管理：由护士对患者的营养状况进行初始评估，记录在《住院患者评估记录》中。总分 ≥ 3 分，有营养不良的风险，需在 24 h 内通知营养科医生会诊，根据会诊意见采取营养风险防治措施；总分 < 3 分，每周重新评估其营养状况，病情加重应及时重新评估。根据需要给予营养丰富的饮食，重症患儿进食困难者，可

给予鼻饲或肠道外营养；注意适当补充白开水。

（3）疼痛管理：由护士对患者腹痛情况进行初始评估，疼痛评分在4分以上的，应在1 h内报告医生，联系麻醉科医生会诊。

（4）心理治疗：部分患儿有躯体化症状，应鼓励患儿参加正常活动和上学，降低疼痛感觉阈。

（二）药物治疗

（1）对症治疗：有餐后腹痛、腹胀、恶心、呕吐者，应用胃肠动力药，如多潘立酮，每次0.3 mg/kg，每天3～4次，餐前15～30 min服用。腹痛明显者给予抗胆碱能药物，以缓解胃肠平滑肌痉挛，可用硫酸阿托品，每次0.01 mg/kg，皮下注射。

（2）黏膜保护药：复方谷氨酰胺有抗感染、促进组织修复作用，有利于溃疡愈合，每次30～40 mg，每天2～3次。

（3）抗酸药：慢性胃炎伴反酸者可给予中和胃酸药，如氢氧化铝凝胶、磷酸铝凝胶、复方氢氧化铝片，于餐后1 h服用。

（4）抑酸药：不作为治疗慢性胃炎常规用药，只用于慢性胃炎伴有溃疡病、严重反酸或出血者。H_2受体拮抗药西咪替丁，每日10～15 mg/kg，分2次口服或睡前顿服；雷尼替丁，每日4～6 mg/kg，分2次服或睡前顿服。奥美拉唑，0.6～0.8 mg/kg，口服，每天1次。

（三）对因治疗

避免进食对胃黏膜有强刺激的饮食和药品，如过硬、过冷、过酸、粗糙的食物；药物如非甾体类抗炎药和肾上腺皮质激素等。饮食规律，定时、适当，选择易消化、无刺激性的食物；注意饮食卫生，防止暴饮暴食。积极治疗口、鼻、咽部的慢性疾病。加强锻炼，提高身体素质。

第三节　小儿腹泻

一、疾病概述

小儿腹泻（腹泻病）是一组多病原、多因素引起的以大便次数增多和大便性状改变为特点的临床综合征，主要表现为稀水便和水、电解质紊乱。6个月至2岁发病率高，1岁以内约占半数。急性腹泻可导致脱水，而持续腹泻可引起消化吸收障碍、营养不良、生长发育落后及免疫功能低下。腹泻病在我国属第二常见病，是5岁以下儿童发病和死亡的主要原因之一。一些以腹泻为主要表现的法定传染病，如痢疾、霍乱和食物中毒等不包括在小儿腹泻内。

二、临床特点

（一）症状

腹泻可轻可重，轻者一日数次，大便呈糊状或稀水样。重者一日十余次或几十次，大便呈蛋花汤样或黄水便，1次量多。大多数有哭闹，腹部可闻肠鸣音，排便呈喷射状。部分病例可有持续腹痛，排黏液便甚或脓血便，伴里急后重。严重病例常伴频繁呕吐，有厌食、发热、烦躁、萎靡等中毒症状，有不同程度脱水、电解质紊乱和酸中毒等。

（二）体征

可见眼窝、囟门凹陷，皮肤弹性下降等脱水体征，代谢性酸中毒时可见口唇樱红，呼吸深大等。

（三）症状加重及缓解因素

加重因素：喂养不当、长期应用广谱抗菌药物等。缓解因素：良好的卫生习惯。

（四）并发症

可伴发水、电解质紊乱和酸中毒。严重的侵袭性细菌所致肠炎，可产生中毒性脑病、感染性休克等。

三、规范诊断

（一）诊断标准

根据病史，体格检查和大便性状易于作出临床诊断。按照腹泻的病期和症状的轻重，进行分期、分型诊断；并判断有无脱水、酸中毒和电解质紊乱，注意寻找病因，如喂养不当、肠道内外感染等。

（1）诊断依据：①大便性状有改变，呈稀便、水样便、黏液便或脓血便；②大便次数比平时增多。

（2）根据病程分类。急性腹泻：病程在2周以内。迁延性腹泻：病程在2周至2个月。慢性腹泻：病程在2个月以上。

（3）根据病情分类。轻型：无脱水、中毒症状。中型：轻至中度脱水或有轻度中毒症状。重型：重度脱水或有明显中毒症状（烦躁、精神萎靡、面色苍白、高热或体温不升、白细胞计数明显升高）。

（4）按病因学分类。①感染性腹泻：急性肠炎可根据大便性状、粪便镜检、流行季节及发病年龄估计最可能的病原，以作为用药的参考。流行性腹泻水样便多为轮状病毒或产毒性细菌感染，尤其是2岁以下婴幼儿，发生在秋冬季节，以轮状病毒肠炎可能性较大；发生在夏季，以产毒性大肠埃希菌肠炎可能性较大。如粪便为黏液或脓血便，应考虑侵袭性细菌感染，如EIEC肠炎、空肠弯曲菌肠炎或沙门菌肠炎等。②非感染性腹泻：根据病史、症状及检查分析可诊断为生理性腹泻、症状性腹泻、过敏性腹泻等。

（5）脱水的评估：根据临床表现、血气分析测定，判断脱水的程度及性质，电解质紊乱及酸中毒的情况。

（二）疗效判定

（1）急性腹泻病。①显效：治疗 72 h 内粪便性状及次数恢复正常，全身症状消失。②有效：治疗 72 h 内粪便性状及次数明显好转，全身症状明显改善。③无效：治疗 72 h 内粪便性状、次数及全身症状无好转甚至恶化。

（2）迁延与慢性腹泻。①显效：治疗 5 d 内粪便性状及次数恢复正常，全身症状消失。②有效：治疗 5 d 时粪便性状及次数明显好转，全身症状明显改善。③无效：治疗 5 d 时粪便性状、次数及全身症状无好转甚至恶化。

四、医嘱处理

（一）接诊检查

1. 血常规
细菌感染白细胞增多。

2. 大便常规及培养
因致病源而异，细菌性肠炎可获阳性结果。

3. 病毒检查
如用酶联免疫反应（ELISA）或 PCR 检测大便轮状病毒，或用电镜观察大便轮状病毒。

4. 血液生化检查
血电解质（钠、钾、氯、钙、镁）测定，血气分析等。

（二）规范处理

1. 一般治疗
鼓励继续饮食，以母乳喂养的婴儿继续哺乳，暂停辅食；人工喂养儿喂以稀释的牛奶。严重轮状病毒肠炎和小肠双糖酶缺陷者不宜用乳糖和蔗糖饮食，乳儿可选用不含乳糖植物蛋白奶，严重轮状病毒肠炎用 5 ~ 7 d。非此两种腹泻可不忌乳类。已加辅食的婴幼儿宜选用少渣食物。腹泻停止后逐渐恢复营养丰富的饮食，并每日加餐 1 次，共 2 周。一般不需要禁食，严重呕吐者可禁食 4 ~ 6 h，但不禁水。

2. 液体疗法

1）口服补液和静脉补液

（1）口服补液盐（ORS）：用于预防脱水及纠正中度及以下脱水。无脱水患儿可口服米汤加盐溶液（500 mL 米汤 +1.75 g 细盐，1/3 张力溶液）、糖盐水（500 mL 白开水 +10 g 白糖 +1.75 g 细盐，但腹泻患儿多有双糖酶缺乏，对蔗糖耐受不好）、ORS（主要用于治疗脱水，2/3 张力溶液，预防脱水时另加 1/3 量白开水），用量为 20 ~ 40 mL/kg，4 h 内服完，然后随时口服，能喝多少喝多少。用 ORS 液纠正脱水时，补给累计损失量，轻度脱水约 50 mL/kg，中度脱水 80 ~ 100 mL/kg，或 75 mL/kg，于 4 h 内补足。然后随时口服，能喝多少喝多少。6 个月以下配方奶喂养的儿童，应用标准 ORS 时，应额外给予 100 ~ 200 mL 白开水。对于继续损失量，补充原则为丢失多少补充多少，可给予低张 ORS 或等量稀释 ORS 液。婴儿每腹泻 1 次，服 ORS 液 10 mL/kg，或 6 个月以下每次 50 mL，1 岁每次 100 mL，2 ~ 3 岁每次 150 mL。

（2）静脉补液：适用于重度脱水，吐泻严重或腹胀的患儿。一旦患儿能喝水，应尽量改用口服 ORS 液。

2）补液原则

（1）补液总量：治疗第 1 个 24 h 的补液量应包括累计损失量、继续丢失量和生理需要量，依脱水程度补充，轻度脱水 90 ~ 120 mL/kg，中度脱水 120 ~ 150 mL/kg，重度脱水 150 ~ 180 mL/kg。

（2）液体组成：第 1 d 补液等渗电解质溶液（包括钠离子及钾离子）和非电解质溶液（葡萄糖液）全日容量比例根据脱水性质决定，等渗性脱水宜为 1：1（相当于 1/2 张力电解质液）；低渗性脱水用 2：1（相当于 2/3 张力电解质液）；高渗性脱水时，应根据高渗的严重程度，使两者的比例成为 1：1 至 1：2（总浓度相当于 1/3 张力电解质液），避免血清钠浓度降低过快，引起相对性水中毒。对病情较轻、肾功能较好的患儿，或条件不具备时，电解质液可单用生理盐水。但酸中毒明显时应用 2：1 液作为含钠液。有低钾血症者，在输液排尿后，在以上液体余量中加 0.3% 氯化钾滴入。

（3）补液的步骤及速度：原则是将所需液体按含钠浓度，先浓后淡、先快后慢地输入。对重度脱水有明显周围循环障碍者应先快速扩容，20 mL/kg 等张含钠液（2：1 液等张液）30 ~ 60 min 快速输入，然后再将含钠液浓度逐渐降低，将全部液体在 24 h 内输完（高渗脱水在 48 h 输完），一般速度为 8 ~ 10 mL/（kg·h），高渗性脱水按 5 ~ 8 mL/（kg·h）。低渗性脱水为防止脑细胞迅速缩小，应避免输高渗性液体。

（4）脱水纠正后，第 2 d 主要补充继续损失量和生理需要量，可改为口服补液。

3）钾、钙和镁的补充

（1）钾的补充：腹泻病人一般采用氯化钾 200 ~ 300 mg/（kg·d），分 3 ~ 4 次口服，或配成 0.15% ~ 0.2% 浓度的液体由静脉均匀输入，速度切忌过快，并需待有尿后方才能静脉给钾。

（2）钙和镁的补充：在补液过程中，如患儿兴奋性过高或出现抽搐，可将 10% 葡萄糖酸钙 10 mL 稀释 1 倍，静脉滴注，必要时可重复。能口服时可给 10% 氯化钙每次 5 ~ 10 mL，每日 3 ~ 4 次。脱水重、久泻及有低镁症状者，可测定血镁浓度，并用 25% 硫酸镁每次 0.2 ~ 0.4 mL/kg 静脉滴注，1 次 /d，症状消失后停用。

3. 控制肠道感染

合理应用抗菌药物，避免滥用。

（1）致病性大肠埃希菌及侵袭性大肠埃希菌：首选氨基糖苷类口服，如庆大霉素 1 万 ~ 2 万 U/（kg·d），多黏菌素 5 万 ~ 10 万 U/（kg·d）或新霉素 50 ~ 100 mg/（kg·d）。也可采用喹诺酮类，如环丙沙星等。

（2）鼠伤寒沙门菌感染：对常用抗菌药物耐药率高，最好根据药敏感试验选用抗菌药物，药敏结果未出前，可选用环丙沙星，重症者选用第三代头孢菌素，如头孢噻肟 100 ~ 150 mg/（kg·d）静脉滴注。

（3）菌群紊乱之后导致的金黄色葡萄球菌、铜绿假单胞菌或变形杆菌感染：发现有早期菌群紊乱情况时，应及时停原用抗菌药物，给口服乳酶生 0.3 ~ 0.9 g，3 次 /d，并加服复合维生素 B、维生素 C 和叶酸，可在数日内纠正肠道菌群紊乱，症状也随之好转。如好转不明显且大便涂片大肠埃希菌明显减少时，可用正常婴儿大便 5 ~ 10 g，以生理盐水混成混悬液，1 次 /d，直肠保留灌肠，可较快恢复。有金黄色葡萄球菌感染者，可选用红霉素、新青霉素、庆大霉素、万古毒素或头孢氨苄治疗；有铜绿假单胞菌感染时选用多黏菌素 B、羧苄西林或庆大霉素；有变形杆菌感染时选用氨苄西林、卡那霉素或头孢霉素治疗。

（4）空肠弯曲菌感染：红霉素为首选药物，剂量 25 ~ 50 mg/（kg·d），分 3 ~ 4 次口服。对庆大霉素、磺胺药、诺氟沙星亦敏感。

（5）耶氏菌感染：对庆大霉素、磺胺药、诺氟沙星均敏感。

（6）真菌感染：口服制霉菌素，剂量 12.5 万 ~ 50 万 U，2 ~ 4 次 /d。同时停用原来应用的抗菌药物。如肠道吸收功能受损明显，宜选用注射药物氟康唑，剂量为 3 ~ 6 mg/（kg·d），静脉滴注。

（7）轮状病毒感染：用干扰素每次 10 U，每日 2 次肌内注射，连续 35 d 治疗秋季腹泻有显著疗效。

4. 对症治疗

（1）止泻：感染性腹泻急性期不宜用止泻药，可适当用肠黏膜表面活性吸附剂，如药用炭、十六角蒙脱石；也可用微生态疗法，如双歧杆菌三联活菌和乳酸杆菌药。

（2）腹胀：如系低钾所致，应予补钾；肠胀气可用针刺足三里，肌内注射溴新斯的明（每岁每次 0.05 ~ 0.1 mg）和（或）加肛管排气。

（3）呕吐：暂时禁食。氯丙嗪每次 0.5 ~ 1 mg/kg 肌内注射，甲氧氯普胺每次 0.15 ~ 0.3 mg/kg 肌内注射，因有致锥体外系症状的不良反应，婴幼儿慎用或不用。

（4）补充微量元素与维生素：补充锌，铁，维生素 PP、维生素 A、维生素 C、维生素 B_1、维生素 B_{12} 等。世界卫生组织（WHO）强调，对急性腹泻患儿，每天补充含元素锌制剂 20 mg（6 个月以下 10 mg），服用 10 ~ 14 d，有助于缩短腹泻，减轻腹泻严重程度，并可在随后的 2 ~ 3 个月预防腹泻的再次发生。

（三）注意事项

目前在小儿腹泻病治疗中存在严重的滥用抗菌药物的现象。实际上约70%急性水样便腹泻患儿多为病毒或产肠毒素性细菌感染，一般无须用抗菌药物，只要做好液体疗法，患儿可以自愈，而对30%黏液脓血便腹泻患儿，多为侵袭性细菌感染，注意选用一种敏感抗菌药物，如用药48 h病情未见好转，再考虑更换另外一种抗菌药物。

五、诊治进展

轮状病毒肠炎是我国北方秋、冬季小儿腹泻最常见的病原，而口服轮状病毒疫苗是预防其发生的经济、有效的方法。我国应用的主要是针对A群轮状病毒的疫苗，主要用于2个月至3岁婴幼儿，保护率在80%以上。FDA于2008年批准了第2个轮状病毒性肠炎新疫苗Rotarix上市，适用于6～24周龄婴儿，主要预防由轮状病毒G1、G3、G4和G9变株引起的肠炎，对3～12个月婴儿严重轮状病毒相关性胃肠炎的有效性达90%，对12～24个月婴儿的有效性为84%。

第四节 克罗恩病

克罗恩病是一种消化道的慢性、反复发作和非特异性的透壁性炎症，病变呈节段性分布，可累及消化道任何部位，其中以回肠末端最为常见，结肠和肛门病变也较多。本病还可伴有皮肤、眼部及关节等部位的肠外表现。克罗恩病虽为良性疾病，但病因不明，至今仍缺乏十分有效的治疗手段。

一、病因

病因尚未明确，可能与自身免疫、病毒感染、有毒物质刺激、过敏体质或遗传因素等多种因素综合有关。

二、临床表现

慢性起病，反复发作的右下腹或脐周腹痛、腹泻，可伴腹部肿块、肠梗阻、肠瘘、肛门病变和反复口腔溃疡，以及发热、贫血、体重减轻、发育迟缓等全身症状。阳性家族史有助于诊断。

三、辅助检查

（一）影像学检查

胃肠钡剂造影，必要时结合钡剂灌肠。可见多发性、跳跃性病变，呈节段性炎症伴僵硬、狭窄、裂隙状溃疡、瘘管、假息肉和鹅卵石样改变等。腹部超声、CT、MRI可显示肠壁增厚、腹腔或盆腔脓肿、包块等。

（二）肠镜检查

结肠镜应达回肠末段，可见节段性、非对称性的黏膜炎症、纵行或阿弗他溃疡，鹅卵石样改变，可有肠腔狭窄和肠壁僵硬等。胶囊内镜对发现小肠病变，特别是早期损害意义重大。双气囊小肠镜更可取活检助诊。如有上消化道症状，应行胃镜检查。超声内镜有助于确定病变的范围和深度，发现腹腔内肿块或脓肿。

（三）黏膜组织学检查

内镜活检最好包括炎症和非炎症区域，以确定炎症是否节段性分布。每个有病变的部位至少取 2 块组织，注意病变的局限或片状分布。病变部位较典型的改变有：①非干酪性肉芽肿；②阿弗他溃疡；③裂隙状溃疡；④固有膜慢性炎性细胞浸润、腺窝底部和黏膜下层淋巴细胞聚集；⑤黏膜下层增宽；⑥淋巴管扩张；⑦神经节炎；⑧隐窝结构大多正常，杯状细胞不减少等。

（四）组织病理学检查

可见肠管局限性病变、节段性损害、鹅卵石样外观、肠腔狭窄、肠壁僵硬等特征。除上述病变外，病变肠段镜下更可见穿壁性炎症、肠壁水肿、纤维化以及系膜脂肪包绕等改变，局部淋巴结亦可有肉芽肿形成。

四、诊断标准

在排除肠结核、阿米巴痢疾、耶尔森菌感染等慢性肠道感染和肠道淋巴瘤、憩室炎、缺血性肠炎、白塞病以及溃疡性结肠炎等基础上，可按下列标准诊断：①具备上述临床表现者可临床疑诊，安排进一步检查。②同时具备临床表现和影像学检查或肠镜检查者，临床可拟诊为本病。③如再加上黏膜组织学检查或手术切除标本病理检查，发现非干酪性肉芽肿和其他 1 项典型表现或无肉芽肿而具备上述 3 项典型组织学改变者，可以确诊，即强调临床拟诊、病理确诊。不过由于这些条件在临床上难以满足，使该诊断标准应用受限。④初发病例、临床与影像或内镜及活检改变难以确诊时，应随访观察 3 ~ 6 个月，如与肠结核混淆不清者应按肠结核做诊断性治疗 4 ~ 8 周，以观后效。

克罗恩病诊断成立后，诊断内容应包括临床类型、严重程度（活动性、严重度）、病变范围、肠外表现和并发症，以利于全面评估病情和预后，制定治疗方案。

（一）临床类型

可参考疾病的主要临床表现，根据 2005 年蒙特利尔世界胃肠病大会克罗恩病分类中的疾病行为分型做出分型，可分为狭窄型、穿通型和非狭窄非穿通型（炎症型）。各型可有交叉或互相转化，涉及治疗方案的选择。

（二）严重程度

严重度与活动性均反映克罗恩病的严重程度，常合并使用。克罗恩病的严重度可参考临床表现作出判断，如无全身症状，腹部压痛、包块和梗阻者为轻度；明显腹痛、腹泻、全身症状和并发症为重度；介于两者之间者为中度。克罗恩病活动指数可正确估计病情和评价疗效。

（三）病变范围

病变部位和范围参考影像学检查和内镜检查结果确定，可分为小肠型、结肠型、回结肠型。此外，如消化道其他部分受累，亦应注明，受累范围 ≥ 100 cm 者属广泛性。

（四）肠外表现和并发症

肠外表现可有口、眼、关节、皮肤、泌尿以及肝胆等系统受累；并发症可有肠梗阻、瘘管、炎性包块或脓肿、出血、肠穿孔等。

五、鉴别诊断

（一）肠结核

肠结核与克罗恩病非常相似，因此，诊断克罗恩病应首先排除肠结核。肠结核患者既往或现有肠外结核史，临床表现少有肠瘘、腹腔脓肿和肛门病变；内镜检查病变节段性不明显，溃疡多为横行，浅表且不规则。组织病理学检查对鉴别诊断最有价值，肠壁和肠系膜淋巴结内大而致密的、融合的干酪样肉芽肿和抗酸杆菌染色阳性是肠结核的特征。不能排除肠结核时应行抗结核治疗，亦可做结核菌培养、血清抗体检测或采用结核特异性引物行 PCR 检测组织中结核分枝杆菌 DNA。

（二）白塞病

推荐使用白塞病国际研究组的诊断标准：①反复发生口腔溃疡，过去 12 个月内发病不少于 3 次；②反复发生生殖器溃疡；③眼病；④皮肤病变；⑤皮肤针刺试验阳性（无菌穿刺针刺入患者前臂，24 ~ 48 h 出现直径 > 2 mm 的无菌性红斑性结节或脓疱）。确诊须有①加其他任意 2 项特征。

（三）其他需鉴别的疾病

其他需鉴别的疾病包括缺血性结肠炎、显微镜下结肠炎、放射性肠炎、转流性肠炎、药物性肠病、嗜酸细胞性肠炎、恶性淋巴瘤和癌等。对于一些难以与克罗恩病鉴别的疾病，应密切随访观察。

（四）溃疡性结肠炎与克罗恩病的鉴别

根据临床表现、内镜检查和组织学特征不难鉴别溃疡性结肠炎和克罗恩病。临床上前者为结肠性腹泻，常呈血性，口腔溃疡与腹部肿块少见；后者腹泻表现不定，常有腹痛和营养障碍，口腔溃疡、腹部肿块和肛门病变常见。内镜和影像学检查，前者为直肠受累，弥漫性、浅表性结肠炎症；后者以回肠或右半结肠多见，病变呈节段性、穿壁性、非对称性，典型者可见鹅卵石样改变、纵行溃疡和裂沟等。组织学上，前者为弥漫性黏膜或黏膜下炎症，伴浅层糜烂、溃疡；后者为黏膜下肉芽肿性炎症，呈节段性分布或灶性隐窝结构改变、近端结肠偏重等特征。对于结肠炎症性肠病一时难以区分溃疡性结肠炎与克罗恩病者，临床上可诊断为炎症性肠病类型待定，观察病情变化。未定型结肠炎常为病理检查未能确诊时使用。抗中性粒细胞胞质抗体和酿酒酵母菌抗体检测有助于两者的鉴别。

六、治疗

（一）治疗原则

（1）克罗恩病治疗目标与溃疡性结肠炎相同，为诱导和维持缓解，防治并发症，提高患者的生活质量。

（2）在活动期，诱导缓解治疗方案的选择主要依据疾病的活动性、严重度、病变部位以及治疗的反应和耐受性而决定。在缓解期必须维持治疗，防止复发。出现并发症应及时予以相应的治疗。

（3）尽管相当部分的克罗恩病患者最终难免手术治疗，但术后复发率高，因此克罗恩病的基本治疗仍是内科治疗。应在治疗过程中慎重评估手术的价值和风险以及手术范围，以求在最合适的时间施行最有效的手术。

（4）所有克罗恩病患者，注意综合应用营养支持、对症治疗和心理治疗。

（5）对重症患者均应采用营养支持治疗，可酌情给予要素饮食或完全肠外营养，以助诱导缓解。

（二）内科治疗

克罗恩病治疗原则与溃疡性结肠炎相似，治疗方案略有不同。氨基水杨酸类药物应视病变部位选择，作用逊于溃疡性结肠炎，免疫抑制药、抗菌药物和生物制剂使用较为普遍。

1. 活动期的治疗

（1）回结肠型克罗恩病。轻度：口服足量的柳氮磺吡啶或5-氨基水杨酸（5-ASA）作为初始治疗，艾迪莎 20～30 mg/（kg·d），分 2～3 次口服；有条件者口服布地奈德 9 mg/d，则疗效更佳。中度：糖皮质激素作为初始治疗，也可用布地奈德；合并感染时加用抗菌药物，如甲硝唑 15 mg/（kg·d），分 2 次服用。不推荐应用 5-ASA。重度：首先使用糖皮质激素，口服泼尼松或泼尼松龙 1～2 mg/（kg·d），观察 7～10 d，亦可直接静脉给药，静脉滴注氢化可的松 10 mg/（kg·d）或甲泼尼龙 1～1.5 mg/（kg·d），分次静脉给予。口服糖皮质激素 5 mg 以上，持续 2 个月以上者应检查骨密度。对于激素依赖者，建议加用 AZA1.5～3 mg/（kg·d）或 6-MP1～1.5 mg/（kg·d）。FDA 建议，患者在接受 AZA 或 6-MP 治疗前应进行硫嘌呤甲基转移酶基因型或表型检测，但仍应监测血常规。上述药物治疗无效或不能耐受者应对手术治疗进行评估，或有条件的可使用生物制剂。

（2）结肠型克罗恩病。轻、中度，可选用 5-ASA 或柳氮磺吡啶。可在治疗开始即使用糖皮质激素。远端病变可辅以局部治疗,药物和剂量同回结肠型克罗恩病。重度,药物选择同重度回结肠型克罗恩病。

（3）小肠型克罗恩病。轻度,回肠病变可用足量的 5-ASA 控释剂；广泛性小肠克罗恩病,营养治疗作为主要治疗方法。中、重度,使用糖皮质激素（最好是布地奈德）和抗菌药物,推荐加用 AZA 或 6-MP,不能耐受者可改为氨甲蝶呤（MTX）17 mg/m^2。营养支持治疗则作为重要辅助治疗措施。如上述治疗无效,则考虑应用英夫利昔或手术治疗。

（4）其他。累及胃、十二指肠者治疗与小肠型克罗恩病相同,可加用质子泵抑制药；肛门病变,如肛瘘时抗菌药物为第一线治疗。AZA、6-MP、英夫利昔对活动性病变有疗效,或加用脓肿引流、皮下置管等；其他部位瘘管形成者治疗与上述中、重度的诱导缓解方案相同,亦可考虑应用英夫利昔和手术治疗,具体方案需因人而异。

2. 缓解期的治疗

首次药物治疗取得缓解者,可用 5-ASA 维持缓解。药物剂量与诱导缓解的剂量相同。反复频繁复发和（或）病情严重者,在使用糖皮质激素诱导缓解时,应加用 AZA 或 6-MP,并在取得缓解后继续以 AZA 或 6-MP 维持缓解,不能耐受者改用小剂量 MTX；使用英夫利昔诱导缓解者推荐继续定期使用以维持缓解,但最好与其他药物（如免疫抑制药）联合使用。上述维持缓解治疗用药时间与溃疡性结肠炎相同,一般为 3 ~ 5 年甚至更长。

3. 其他治疗

基于发病机制研究的进展,有多种免疫抑制药物,特别是新型生物制剂可供选择,亦可用益生菌维持治疗。中药方剂中不乏抗感染、止泻、保护黏膜、抑制免疫反应的药物,作为替换治疗,可辨证施治,适当选用。应注重对患者的教育,以提高治疗的依从性,早期识别疾病发作和定期随访。

（三）手术治疗和术后复发的预防

（1）手术治疗。手术治疗是治疗克罗恩病的最后选择,适用于积极内科治疗无效而病情危及生命或严重影响生存质量者,以及有并发症（穿孔、梗阻、腹腔脓肿等）需外科治疗者。

（2）术后复发的预防。克罗恩病病变肠道切除术后的复发率相当高。患者术后原则上均应用药预防复发,一般选用 5-ASA。硝基咪唑类抗菌药物治疗克罗恩病有效,但长期使用不良反应多。AZA 或 6-MP 在易于复发的高危患者中考虑使用。预防用药推荐在术后 2 周开始,持续时间不少于 2 年。

（四）癌变的监测

小肠克罗恩病炎症部位可能并发癌肿,但不发生于结肠,应重点监测小肠。结肠克罗恩病癌变危险性与溃疡性结肠炎相近,检测方法相同。

第五节　肝脓肿

一、疾病概述

肝脓肿是溶组织阿米巴原虫或细菌感染所引起的肝组织内单个或多发的继发性化脓性病变。由细菌感染者称为细菌性肝脓肿，常见病原菌为大肠埃希菌和金黄色葡萄球菌，多继发于胆道系统、门静脉系统、肝动脉、腹内邻近器官的感染以及肝外伤后继发感染；由阿米巴原虫引起者称为阿米巴肝脓肿，多继发于阿米巴肠病。

二、临床特点

（一）症状

阿米巴肝脓肿常伴有阿米巴痢疾或慢性腹泻史；细菌性肝脓肿可有菌血症、败血症、胆系感染等病史。

（1）发热：阿米巴肝脓肿呈不规则的长期发热，伴有恶寒、大汗，起病缓，中毒症状不明显；细菌性肝脓肿发病急，热度较高，呈弛张热型，常伴寒战，毒血症症状明显。多发性脓肿可伴黄疸。

（2）肝区疼痛：右上腹或右下胸疼痛，呈持续性。

（二）体征

局部饱满，可有压痛、叩击痛，肝大，有时可见右下胸肋间隙水肿。

（三）症状加重及缓解因素

（1）加重因素：败血症或脓毒血症。

（2）缓解因素：局限性单个脓肿外科引流。

（四）并发症

肝脓肿可直接累及或破入右侧胸膜或肺，引起胸膜炎或肺炎；左侧肝脓肿可累及心包并发心包炎，破入腹腔可并发腹膜炎。

三、规范诊断

（一）诊断标准

1. 阿米巴肝脓肿

（1）病史：常伴有阿米巴痢疾或慢性腹泻史。

（2）临床表现：不规则的长期发热，伴有恶寒、大汗、右上腹或右下胸疼痛，局部可有饱满及压痛，肝大而有压痛。

（3）辅助检查：包括实验室检查、X射线检查、超声检查、肝放射性核素扫描和肝脓肿穿刺液检查。①实验室检查：白细胞数增加，嗜酸性粒细胞增加较明显，粪便检查半数以上患儿可发现阿米巴滋养体或包裹。②X射线检查：病侧膈肌升高，运动度受限，膈肌局部隆起者尤具诊断意义。③超声检查：肝大，脓肿区出现液平段。④肝放射性核素扫描：可见局限性放射性缺损或密度减低。⑤肝脓肿穿刺液：呈红棕色（有继发感染时脓液呈黄白色）。

2. 细菌性肝脓肿

（1）病史：可曾有疖肿或外伤感染致菌血症或败血症，或胆系感染，急性阑尾炎，肠炎所致门静脉系统感染，以及膈下脓肿等邻近器官炎症直接蔓延到肝。

（2）临床表现：①寒战、高热，呈弛张热型，右上腹痛，伴食欲缺乏、乏力。②肝大，有明显触痛、叩击痛，有时可见右下胸肋间隙水肿。

（3）辅助检查：①白细胞计数及中性粒细胞计数均增多。②超声检查显示肝内液平段。③X射线检查肝右叶脓肿可见右膈升高，活动度受限，肝影增大，有时伴有反应性胸膜腔积液，左叶脓肿则伴有胃小弯受压征象。④肝穿刺有脓液，多为黄灰色或黄色，有臭味，做细菌学检查可确定致病菌。

（二）疗效判定

（1）治愈：脓肿消失，临床症状消失，辅助检查正常。

（2）好转：脓肿缩小，临床症状缓解，辅助检查有所好转。

四、医嘱处理

（一）接诊检查

1. 血常规

白细胞数增多，为（20.0 ~ 30.0）× 10^9/L，中性粒细胞或嗜酸性粒细胞增加较明显。

2. 粪便检查

阿米巴引起者，半数以上患儿可发现阿米巴滋养体或包囊。

3.X射线检查

患侧膈肌升高，运动度受限，膈肌局部隆起者尤具诊断意义。

4. 超声检查

肝大，脓肿区出现液平段，无清晰薄壁。

5. 肝穿刺

可鉴别脓肿性质。阿米巴肝脓肿脓液呈红棕色，可找到阿米巴原虫；细菌性呈黄色或黄白色，有臭味，细菌培养阳性。

6. 血培养

细菌性肝脓肿可呈阳性。

（二）规范处理

1. 一般治疗

卧床休息，加强营养，补充能量、蛋白质及维生素等，必要时可少量输血。

2. 病因治疗

（1）抗菌药物治疗：对细菌性肝脓肿，选用敏感抗菌药物治疗，对病原未明者，可选用两种抗菌药物联合应用，再根据药敏结果进行调整。往往需要多种有效药物交替长时间使用，一般用到 8 周，或热退后 2 ~ 3 周。

（2）抗阿米巴原虫治疗：甲硝唑 35 ~ 50 mg/（kg·d），分 3 次口服，10 d 为 1 疗程。也可选用磷酸氯喹，剂量为 20 mg/（kg·d），分 2 次口服，连服 2 d，以后减为 10 mg/（kg·d），1 次服，连服 2 周以上。

3. 外科治疗

（1）穿刺引流：脓肿较大者应穿刺引流，尤其适用于单个脓肿。穿刺点应选择肋间隙饱满、压痛最明显的部位，或根据超声波定位。如脓液黏稠，可注入生理盐水冲洗，以利排脓。

（2）切开引流：对于巨大脓肿，反复积脓的脓肿，局部胀痛明显或全身中毒症状严重的脓肿，脓肿已破或有穿破可能，引流不畅或无效者，应切开引流。

（三）注意事项

血源性肝脓肿可发生弥漫性肝内化脓性感染，不宜外科治疗，以药物治疗为主，广泛感染治疗时间较长，应加强一般支持治疗。

五、诊治进展

螺旋 CT 的应用提高了对细菌性肝脓肿的诊断水平。CT 检查可显示为圆形或类圆形低密度灶，巨大脓肿形态不规则；病灶边缘模糊或清晰，增强扫描时病灶边缘相对清晰；可见"环靶征"，单环代表脓肿壁，双环中的内环为脓肿壁，外环为周围水肿带，三环中的内环由炎症组织构成，中环为脓肿壁的外层纤维组织，外环为水肿带；病灶内可有积气；可见簇状征，平扫病灶呈簇状或蜂窝状低密度影，边缘清晰或不清晰；病灶周边肝内胆管可有扩张。

参考文献

[1] 蔡威. 儿科临床营养支持 [M]. 上海：上海交通大学出版社，2019.

[2] 陈国洪. 儿科神经系统发作性疾病的诊断与治疗 [M]. 郑州：河南科学技术出版社，2018.

[3] 陈惠芬，魏彦敏，邱净净，等. 实用新生儿疾病诊疗手册 [M]. 石家庄：河北科学技术出版社，2020.

[4] 程雪莲，刘小权，陈勤，等. 儿科疾病临床治疗 [M]. 郑州：河南大学出版社，2019.

[5] 崔杏芳. 认识新生儿与早产儿的常见疾病 [M]. 长春：吉林科学技术出版社，2019.

[6] 达志海，梁殿哲. 最新儿科疾病诊疗指南 [M]. 兰州：甘肃文化出版社，2017.

[7] 冯爱民. 新编新生儿疾病诊断与治疗 [M]. 西安：西安交通大学出版社，2014.

[8] 冯刚. 儿科神经系统疾病诊断与治疗 [M]. 北京：科学技术文献出版社，2019.

[9] 傅宏娜，汉竹. 新生儿婴儿喂养护理百科 [M].2 版. 南京：江苏凤凰科学技术出版社，2022.

[10] 李德爱，陈强，游洁玉，等. 儿科消化系统疾病药物治疗学 [M]. 北京：人民卫生出版社，2019.

[11] 李矿. 新编儿科疾病治疗精要 [M]. 南昌：江西科学技术出版社，2021.

[12] 李霞. 实用儿科疾病诊疗学 [M]. 长春：吉林科学技术出版社，2019.

[13] 李杨方，杜琨. 新生儿常见疾病诊疗常规 [M]. 昆明：云南科技出版社，2015.

[14] 刘玲，蒋榆辉. 新生儿疾病临床管理速查手册 [M]. 昆明：云南科技出版社，2015.

[15] 刘小虎. 现代儿科疾病诊治 [M]. 长春：吉林科学技术出版社，2019.

[16] 隆福娟. 纤维支气管镜在儿科呼吸系统疾病中诊治价值分析 [D]. 重庆：重庆医科大学，2015.

[17] 芦爱萍. 儿科呼吸系统疾病的诊断与治疗 [M]. 北京：军事医学科学出版社，2002.

[18] 马怀庆. 临床儿科呼吸系统疾病学 [M]. 长春：吉林科学技术出版社，2014.

[19] 庞宗钦. 儿科呼吸系统疾病中雾化吸入治疗的研究进展 [J]. 现代医学与健康研究电子杂志，2021（22）：129-132.

[20] 孙志群，徐琳，许津莉，等. 儿科疾病诊治与新生儿重症监护 [M]. 长春：吉林科学技术出版社，2016.

[21] 孙志群. 新生儿临床常见疾病诊疗学 [M]. 长春：吉林科学技术出版社，2016.

[22] 索有梅. 儿科疾病诊断治疗与新生儿诊疗应用 [M]. 武汉：湖北科学技术出版社，2018.

[23] 唐维兵. 儿科疾病诊疗思维 [M]. 南京：江苏科学技术出版社，2023.

[24] 万忆春. 实用儿科疾病诊疗精要 [M]. 长春：吉林科学技术出版社，2019.

[25] 王娇. 新生儿常见疾病诊疗学 [M]. 北京：中国纺织出版社，2019.

[26] 王显鹤. 现代儿科疾病诊治与急症急救. 北京：中国纺织出版社，2020.

[27] 王燕. 临床用药与儿科疾病诊疗 [M]. 长春：吉林科学技术出版社，2019.

[28] 王永友. 儿科急危重症 [M]. 北京：中国医药科技出版社，2007.

[29] 吴建芬. 孕产妇与婴儿膳食指导 [M]. 上海：上海交通大学出版社，2016.

[30] 肖昕，周晓光，农绍汉 . 新生儿重症监护治疗学 [M]. 南昌：江西科学技术出版社，2008.

[31] 杨斌，纪建建，钱桂英，等 . 肠道菌群与儿童呼吸系统疾病 [J]. 南京中医药大学学报，2023，39（6）：594-600.

[32] 于富荣，杨晓霞 . 婴儿健康营养食谱 [M]. 上海：上海科学普及出版社，2017.

[33] 岳菊侠 . 儿科呼吸系统疾病临床新诊疗 [M]. 天津：天津科学技术出版社，2014.

[34] 张国欣，张莉，柳朝晴 . 消化内科常见疾病治疗与护理 [M]. 北京：中国纺织出版社，2021.

[35] 张建 . 儿科神经系统疾病病例解析 [M]. 北京：人民卫生出版社，2017.

[36] 张孟 . 神经系统疾病临床诊治 [M]. 长春：吉林科学技术出版社，2022.

[37] 张念真 . 儿科呼吸系统疾病诊断治疗 [M]. 北京：科学技术文献出版社，2016.

[38] 赵静 . 现代儿科疾病治疗与预防 [M]. 开封：河南大学出版社，2020.

[39] 赵小然，代冰，陈继昌 . 儿科常见疾病临床处置 [M]. 北京：中国纺织出版社，2021.

[40] 周春清 . 儿科疾病救治与保健 [M]. 南昌：江西科学技术出版社，2020.

[41] 周秀娥，王允庆，韩彦霞 . 儿科疾病治疗与儿童康复 [M]. 上海：上海交通大学出版社，2023.